Iris Pahmeier/Corinna Niederbäumer

Step Aerobic

Fitnesstraining für Schule, Verein und Studio

Meyer & Meyer Verlag

Die Deutsche Bibliothek – CIP Einheitsaufnahme

Step-Aerobic für Schule, Verein und Studio /
Iris Pahmeier ; Corinna Niederbäumer.
– 5. Aufl. – Aachen: Meyer & Meyer, 2001
(Wo Sport Spaß macht)
Früher u.d.T.: Step-Aerobic
ISBN 3-89124-798-2

5. überarb. Auflage 2001
Olten (CH), Wien, Oxford, Québec, Lansing/Michigan,
Findon/Adelaide, Auckland, Sandton/Johannesburg, Budapest
Member of the World
Sport Publishers' Association (WSPA)
Titelfoto: Sportpressefoto Bongarts, Hamburg
Fotos: Christoph Brütting, Pottenstein
Illustrationen: Heike Ullrich, Frankfurt am Main; Ines Walter, Bayreuth
Umschlaggestaltung: Birgit Engelen, Stolberg
Umschlag- und Satzbelichtung: frw, Reiner Wahlen, Aachen
Lektorat: Dr. Irmgard Jaeger, Aachen
Druck: Burg Verlag Gastinger GmbH, Stolberg
Printed in Germany
ISBN 3-89124-798-2
E-Mail: verlag@meyer-meyer-sports.com

Inhaltsverzeichnis

Einleitung

Step-Aerobic ist seit dem Aufkommen der Aerobicwelle zu Beginn der 80er Jahre der erfolgreichste Trend der kommerziellen Fitnessbranche. Anfang der 90er Jahre wurde die Step-Aerobic auch in Deutschland eingeführt und konnte hier den Erfolgsboom fortsetzen. Aktuelle Beobachtungen zeigen, dass modische Bewegungstrends zunehmend Eingang in die etablierten Sportorganisationen finden. Nicht nur Sportvereine und Sportverbände öffnen sich den neuen Angeboten. Auch der schulsportliche Unterricht wird von neuen Sportarten und Bewegungstrends beeinflusst. Im Gegensatz zu etablierten Sportarten und Fitnessaktivitäten, die publizistisch weitestgehend aufgearbeitet sind, sehen sich engagierte Lehrer, Trainer und Übungsleiter, die Aerobic und Step-Aerobic unterrichten möchten, einem eklatanten Mangel gegenüber: Fachliteratur zum Thema fehlt in Deutschland gänzlich. Wissen wird intern in der kommerziellen „Fitnessszene" in Workshops, über Ausbildungslehrgänge des Deutschen Aerobic Verbandes (DAV) oder über Videomaterial teuer vermarktet. In jüngster Zeit bietet auch der Deutsche Turner-Bund Fortbildungsmöglichkeiten an.

Das vorliegende Buch möchte hier Abhilfe schaffen. Es ist als Praxisbuch konzipiert und wendet sich an Trainer, Übungsleiter und Sportlehrer, die in unterschiedlichen Institutionen und Einrichtungen Step-Aerobic unterrichten oder unterrichten wollen oder auch an weiteren Einsatzmöglichkeiten des Stepgeräts für ein funktionelles Fitness- und Gesundheitstraining interessiert sind.

Um Step-Aerobic anzubieten, ist es notwendig, die Inhalte und Techniken dieser Sportform zu kennen und zu bezeichnen. Darüber hinaus ist die Kenntnis über angemessene Vermittlungsmethoden unabdingbar, denn nur sie ermöglichen es, Schrittmuster und Armbewegungen so zusammenzusetzen und zu erlernen, dass die Teilnehmer in ihrem kontinuierlichen Bewegungsablauf nicht unterbrochen werden.

Das Wissen über den Aufbau von Programmen mit unterschiedlichen Trainingsakzenten, für unterschiedliche Zielgruppen (Einsteiger, Fortgeschrittene, Könner) gewährleistet zudem einen motivierenden und ansprechenden Unterrichts- und Trainingsbetrieb. Ziel des vorliegenden Buches ist es, den Leser über diese Aspekte zu informieren und praktische Ideen anzubieten.

Das Konzept sieht eine inhaltliche Zweiteilung des Buches vor. Die ersten drei, theoretisch ausgerichteten Kapitel geben einen Überblick über Wurzeln, Ziele, Trainingsmöglichkeiten und Programme der Step-Aerobic. Bislang vorliegende Forschungsergebnisse über die Sportform Step-Aerobic werden im zweiten Kapitel resümiert. Kapitel drei steht ganz im Zeichen der Lehr- und Vermittlungsmethoden dieser Bewegungsaktivität.

Im umfangreichen Praxisteil wird der Leser über die Inhalte und Techniken der Step-Aerobic informiert. Dieser umfasst eine ausführliche Darstellung von Basisschritten, Schrittkombinationen, Armbewegungen und Armmustern. Diese Standardtechniken werden mit den gebräuchlichen Begrifflichkeiten unterlegt. Der Technikteil wird mit der Beschreibung funktioneller Kraft- und Beweglichkeitsübungen mit und am Stepgerät abgerundet. Vorschläge für einen alternativen, spielerischen Einsatz des Stepgeräts schließen sich an. Die in Kapitel fünf dargestellten Praxisbeispiele ermöglichen dem interessierten Praktiker, sich für die Unterrichtspraxis und das Steptraining eigene Programme zusammenzustellen. Für die schulsportliche Praxis werden abschließend zwei Unterrichtsideen aufgeführt.

1 Step-Aerobic: Fitnesstraining für Schule, Verein und Studio

Step-Aerobic ist ein aerobes Fitnesstraining auf Musik, das mit einer höhenverstellbaren, rechteckigen Plattform durchgeführt wird. Das Training zeichnet sich durch ein variantenreiches Herauf- und Herabsteigen auf und von dieser stufenförmigen Plattform aus, wobei gleichzeitig verschiedenartig ausgeführte Armbewegungen eingesetzt werden können.

Als Erfinderin der Step-Aerobic gilt die amerikanische Aerobictrainerin Gin MILLER. Ihr wurde nach einer Knieverletzung ein physiotherapeutisches Rehabilitationsprogramm zum Auftrainieren der Oberschenkelmuskulatur verordnet. Dieses Programm beinhaltete auch das Hinaufsteigen auf und das Herabsteigen von einer mittelhohen Kiste. Um dem Training die Monotonie zu nehmen, setzte Gin MILLER Musik ein, entwickelte in der Folgezeit vielfältige Schrittmuster und kombinierte diese mit diversen Armbewegungen. Die Grundidee der Step-Aerobic war geboren.

Der Sportartikelhersteller Reebok hat die Idee aufgegriffen und mit dem „Step-Reebok-Programm" einen der erfolgreichsten Fitnesstrends der letzten Jahre forciert. Neben der Entwicklung des Sportgeräts „Step-Reebok" umfasst die Vermarktung gleichzeitig die motorischen Bewegungsaktivitäten auf dem Stepgerät. Kelly WATSON und Gin MILLER gelten als die kreativen Köpfe. Sie haben die Schritte, Schrittmuster, Armbewegungen und Choreografien des Programms erstellt. Ein weiterer Schachzug der Firma Reebok bestand darin, das Programm wissenschaftlich absichern zu lassen. Hierzu wurden die amerikanischen Sport- und Bewegungswissenschaftler Dr. Peter FRANCIS und Dr. Lorna FRANCIS engagiert. Die Erkenntnisse aus Praxis und Theorie wurden in einem schriftlichen Trainermanual zusammengefasst, das ausschließlich an jene Personen abgegeben wurde, die eine Instruktorausbildung bei Reebok absolvierten.

Seit Einführung der Step-Aerobic Mitte der 80er Jahre in Amerika erfreut sich diese Form des Fitnesstrainings in „Fitness- und Aerobickreisen" ungebrochener Beliebtheit. In den USA, so die aktuellen Schätzungen, betreiben derzeit über neun Millionen Menschen ein regelmäßiges Steptraining. Steptraining macht dabei über 50% aller Aerobickurse aus (vgl. RIPPE 1994).

Seit Beginn der 90er Jahre setzt dieser Trend seinen Erfolgskurs in Deutschland in der kommerziellen Fitnessbranche fort. Seit 1993 interessiert sich auch der Deutsche Turner-Bund für den boomenden Fitness- und Aerobicmarkt und entspricht mit der Aufnahme der Sportformen Aerobic und Step-Aerobic in das DTB-Forum „Happy Gymnastics" den Bedürfnissen seiner Mitglieder.

Der nachweisliche Erfolg der Sportform Step-Aerobic ist sicherlich nicht ausschließlich auf den Reiz der Step-Aerobic allein oder auf geschickte Vermarktungsstrategien zurückzuführen. Auch der Nährboden muss für eine solche Saat vorhanden sein.

War die Aerobicbewegung Mitte des letzten Jahrzehnts bereits totgesagt, erlebte sie mit Beginn der 90er Jahre eine Renaissance. Fitness- und Aerobicaktivitäten zählen derzeit zu den Bewegungsformen mit den höchsten Zuwachsraten an erwachsenen Aktiven. Eine repräsentative Befragung, die vom Institut für Freizeitwirtschaft 1993 veröffentlicht worden ist, belegt diesen Trend mit eindrucksvollen Zahlen. An Fitnesskursen unterschiedlichster Art beteiligen sich regelmäßig einmal in der Woche etwa 3,7 Millionen Menschen im Verein sowie etwa 1,4 Millionen bei anderen Anbietern, vorrangig im Fitnessstudio. 3,2 Millionen Deutsche trainieren gegenwärtig wenigstens einmal in der Woche an Fitnessgeräten. Zuwachsraten von 250% wurden in diesem Bereich in den letzten Jahren beobachtet. Auch im gemeinnützigen Bereich, also in den traditionellen Sportvereinen, werden die beträchtlichsten Zuwachsraten vorrangig bei den Angeboten im Bereich Gymnastik/Gesundheit/Fitness verzeichnet (vgl. HEINEMANN/SCHUBERT 1994). Darüber hinaus etablieren sich entsprechende Angebote im Bildungs- und Gesundheitsbereich. Volkshochschulen und Krankenkassen zählen hier zu den stärksten Anbietern (vgl. BREHM 1995).

Für einen solchen Boom können sicherlich zahlreiche Gründe gefunden werden: Ein gewandeltes Gesundheitsverständnis und ein damit einhergehendes, anwachsendes Gesundheitsbewusstsein hat die Bevölkerung sensibel werden lassen für krank machende Einflüsse. In großen Teilen der Bevölkerung ist eine zunehmende Bereitschaft festzustellen, die eigene Lebensführung oder auch den eigenen Lebensstil zu verändern. Hierzu gehört auch die Aufnahme sportlicher Aktivitäten. Dabei bieten sich insbesondere Formen der Gymnastik, Fitnessaktivitäten und Aerobic für Wiedereinsteiger oder Neueinsteiger an. Nicht zuletzt deshalb, weil diese Aktivitäten eine umfassende Steigerung der Lebensqualität versprechen. Hierzu zählen die Stärkung der körperlichen Leistungsfähigkeit, die Verbesserung der körperlichen und geistigen Widerstandsfähigkeit und Vitalität, Figurformung und Figürlichkeit und damit eine attraktive körperliche Erscheinung, das Erleben emotionaler Ausgeglichenheit und das Wohlfühlen im Augenblick.

Besonders junge Erwachsene lassen sich bislang von diesen Angeboten ansprechen. Bei etwa 50% der Besucher liegt das Alter zwischen 20 und 30 Jahre, bei etwa 20% zwischen 30 und 40 Jahre (vgl. BRETTSCHNEIDER/BRÄUTIGAM 1990; KAMBEROVIC/HASE 1994). In Sportvereinen zeigt sich ebenfalls, dass die starke Ausweitung der Fitnessangebote auf die zunehmende Nachfrage und Teilnahme Erwachsener jenseits der 20 Jahre zurückzuführen ist. Dabei sind es insbesondere die erwachsenen Frauen, die sich von entsprechenden Fitnessangeboten angesprochen fühlen. Ihre Teilnehmerzahlen liegen deutlich über 50%.

Dem Reiz, neue Zielgruppen anzusprechen und als Mitglieder zu gewinnen, haben sich auch die traditionellen Sportorganisationen nicht verschlossen. Und auch in der Diskussion um zeitgemäße Inhalte des Schulsports finden derzeit heftige Debatten über die Umsetzung von modernen Sport- und Bewegungstrends in die schulsportliche Praxis statt (vgl. BALZ u.a. 1994, SCHULZ 1994).

Eine abschließende Begründung betrifft den Aerobicsport an sich. Als Konsequenz einer verbesserten sportmedizinischen und trainingswissenschaftlichen Absicherung dieser Bewegungsform und einer damit einhergehenden Veränderung der Inhalte, hat sich das Ansehen dieser Sportform in Deutschland in den letzten Jahren deutlich zum Positiven gewendet. Derzeit lässt sich darüber hinaus eine Professionalisierung der Lehr- und Vermittlungsmethoden beobachten, ein weiterer wichtiger Aspekt, diese Form der Bewegung für Schule, Verein und Studio zu empfehlen.

1.1 Wurzeln der Step-Aerobic

Die Wurzeln der Step-Aerobic liegen eindeutig in der allgemeinen Aerobic. Deren Ursprung lässt sich auf den amerikanischen Sportmediziner Kenneth H. COOPER zurückverfolgen, der als Begründer der Ausdauerbewegung schlechthin gilt. Seit den 60er Jahren hat sich COOPER dem Credo der Prävention verschrieben. Damals noch bei der US-Luftwaffe, entwickelte er ein Ausdauertraining für NASA-Astronauten zur Ökonomisierung der Herzarbeit. Aus aeroben Ausdauersportarten wie Laufen, Rad fahren, Schwimmen bestand das Programm, das er „Aerobics" (griechisch aer = Luft) nannte, da es den Sauerstoffumsatz im Körper ankurbelt. Es löste in den USA einen Fitnessboom aus und machte den Mediziner weltweit bekannt.

Dieser Aspekt des aeroben Ausdauertrainings, nämlich die Aufrechterhaltung der Bewegung großer Muskelgruppen über einen längeren Zeitraum, um so das Herz-Kreislauf-System positiv zu stimulieren, wird von den Begründerinnen der Aerobicbewegung aufgegriffen. Gleichzeitig fließen allerdings Ideen aus der Gymnastik und dem Tanz in die neue Bewegungsform ein. Jackie SOERENSEN hat ein Programm mit einem 30-minütigen Ausdauertraining und anschließenden Übungen zur Muskelkräftigung, die sie „isotonics" nennt, erarbeitet (vgl. SOERENSEN 1983). Judy SHEPPARD-MISSED verknüpft Aerobic mit geschicklichkeitsfördernden Koordinationsübungen und Elementen aus dem Jazztanz (vgl. SHEPPARD-MISSED 1986). Jane FONDA kombiniert in ihrem „Workoutprogramm" aerobes Ausdauertraining mit gymnastischen Übungen zur Kraftausdauer und Beweglichkeit und dies alles unter musikalischer Rhythmusvorgabe (vgl. FONDA 1983). Auch in Deutschland wurde das „Aerobicfieber" durch eine Schauspielerin ausgelöst. Zu Beginn der 80er Jahre machte Sidney ROME diese Form des Fitnesstrainings auch bei uns populär (vgl. ROME 1983).

Durch die undifferenzierte und teilweise unreflektierte Übernahme von Aerobicbewegungsmustern geriet diese Sportart in Deutschland als unfunktionell und trainingsphysiologisch unhaltbar bereits nach einigen Jahren ins Abseits und zu Recht in die massive Kritik von Sportwissenschaftlern und Sportmedizinern. Der zunächst ansteigende Boom verlief rückläufig.

Dass die Sportart Aerobic in Deutschland eine zweite Chance bekam, ist nicht zuletzt auf die Arbeit des „Deutschen Aerobic Verbandes" (DAV) zurückzuführen. Dieser Verband, der bislang nicht im DSB organisiert ist, gründete sich etwa zeitgleich mit dem Niedergang der öffentlichen Begeisterung an dieser neuen Sportart und hat sich zum Ziel die Verbreitung und Förderung des Aerobicsports gesetzt.

Der DAV hat darüber hinaus ein Ausbildungskonzept mit Abschlusszertifikat „Aerobicinstructor" unter Zugrundelegung sportmedizinischer, didaktischer und methodischer Erkenntnisse erarbeitet. Mit Beginn der 90er Jahre rollte dann auch die zweite Aerobicwelle über Deutschland hinweg. Sie zeigt im Vergleich zum erstem Boom zwei neue Tendenzen. Zum einen sind verstärkt trainingswissenschaftliche und sportmedizinische Erkenntnisse in den Trainingsprozess eingeflossen. Zum anderen werden die Bewegungsinhalte nach spezifischen Lehrmethoden aufbereitet und vermittelt (vgl. DAV 1993).

Seit 1993 ist die Aerobic offizielle (Wettkampf-)Sportart unter der Schirmherrschaft des Deutschen Turner-Bundes. Der DTB bietet darüber hinaus seit 1994 für den Breiten- und Freizeitsport eine „DTB-Aerobic-Trainer Basic-Ausbildung" an, die von den Übungsleitern sehr gut angenommen wird. Insgesamt wurden bisher in 13 Basicausbildungen 400 DTB-Aerobictrainer ausgebildet. Seit 1996 wird eine entsprechende Ausbildung auch für den Step-Aerobic-Bereich angeboten (vgl. DTB 1993, 1994, 1995).

Heute könnte bei dem aufmerksamen Beobachter der schnelllebigen Fitnessszene oftmals der Eindruck entstehen, als jage ein Trend den anderen. Bei genauerem Hinsehen lässt sich jedoch feststellen, dass für den Aerobicsport und seine varianten- und facettenreichen Ausläufer feststehende und definierte motorische bzw. technische Ausführungselemente (Bein- und Armbewegungen) entwickelt worden sind. Es gibt festgelegte Programmfolgen, der Einsatz von Musik ist ein unverzichtbarer Bestandteil jeder Aerobicstunde, und es kristallisieren sich verbindliche Lehr- und Vermittlungsmethoden heraus.

Von dieser Entwicklung hat auch die Step-Aerobic profitiert und wesentliche Aspekte der allgemeinen Aerobic finden in der Step-Aerobic ihren Niederschlag.

1.2 Step-Aerobic als Fitnesstraining

Fitness	
Gesundheitsorientierte Fitness	***Sportorientierte Fitness***
• Aerobe Ausdauer	• Anaerobe Ausdauer
• Kraftausdauer	• Schnellkraft, Explosivkraft, Maximalkraft, Reaktivkraft
• Optimale Beweglichkeit	• Schnelligkeit, Schnelligkeitsausdauer
• Psychische und physische Entspannungsfähigkeit	• Maximale Beweglichkeit (Hyperflexibilität)
• Gesunde Ernährung, optimale Körperzusammensetzung	
• Allgemeine Koordinationsfähigkeit	• Spezielle Koordinationfähigkeit, sportartspezifische Techniken

Abb. 1: Fitnessfaktoren (nach: BOECKH-BEHRENS/BUSKIES 1995, 15)

Step-Aerobic ist ein umfassendes Fitnesstraining. Fitness und Wellness sind Schlüsselvokabeln, die aus dem heutigen Freizeit- und Breitensport nicht mehr wegzudenken sind. War der Begriff „Fitness" ursprünglich von seiner Bedeutung her sehr weit gefasst, erfuhr er Mitte der 70er Jahre eine Einengung auf physische Faktoren, z.T. wurde mit Fitness ausschließlich die Ausdauerleistungsfähigkeit eines Menschen bezeichnet. Derzeit erfährt der Begriff wieder eine starke Ausweitung. Umgangssprachlich, so vermutet WOPP (1995, 122) „wird vermutlich unter Fitneß körperliche und geistige Gesundheit verstanden". Andere Autoren differenzieren bereits in gesundheitsorientierte Fitness und sportliche Fitness (vgl. BOECKH-BEHRENS/BUSKIES 1995).

In Anlehnung an die vorliegende Differenzierung (vgl. Abb. 1, S. 13) sollte ein Step-Aerobic-Training die Fitnesskomponenten aerobe Ausdauer, Kraft, Beweglichkeit und die allgemeine Koordinationsfähigkeit ansprechen. Übergeordnetes Ziel ist es, positiv auf das physische und insbesondere auf das psychische Wohlbefinden einzuwirken.

1.2.1 Fitnesstraining ist Ausdauertraining

Step-Aerobic verspricht, die allgemeine dynamische Ausdauer zu trainieren und damit vor allem die Funktionen des Herz-Kreislauf-Systems zu erhalten oder zu verbessern.

Unter Ausdauer wird allgemein die psychophysische Ermüdungswiderstandsfähigkeit verstanden (vgl. WEINECK 1990). Das ist die Fähigkeit, körperliche Beanspruchung über einen längeren Zeitraum durchhalten zu können. Eine allgemeine, dynamische, aerobe Ausdauerbeanspruchung liegt vor, wenn 1/6 bis 1/7 der gesamten Skelettmuskulatur eingesetzt wird und das bei einer Beanspruchung von mehr als 50% der maximalen Herz-Kreislauf-Leistungsfähigkeit.

Wie trainiere ich meine Ausdauer?

Zur Verbesserung der allgemeinen aeroben Ausdauer müssen dynamische Beanspruchungen großer Muskelgruppen vorliegen. Dies ist der Fall z.B. beim Joggen, Schwimmen, Walking, Skilanglauf, Rudern, Training mit Ausdauergeräten und bei Aerobic und Step-Aerobic. Diese Aktivitäten sollten mit einer Belastungsintensität von 50-70% der maximalen Kreislaufleistungsfähigkeit ausgeübt werden. Die Dauer der Belastung sollte mindestens zehn Minuten durchgehalten werden (vgl. DE MAREES 1987). Optimal dürfte eine Belastungsdauer von 30-40 Minuten sein, da hierbei nicht nur kardiopulmonale, sondern auch metabolische Anpassungserscheinungen der Organsysteme stattfinden (vgl. HOLLMANN/HETTINGER 1990). Zum Erhalt des Ausdauerniveaus sollte wenigstens zweimal wöchentlich trainiert werden und dieses Training sollte möglichst lebenslang durchgeführt werden.

Wie kontrolliere ich meine Ausdauerbeanspruchung?

Um die Belastungsintensität im sportlichen Handeln festzustellen und um die eigene Belastung optimal zu dosieren und zu steuern, hat sich das Messen der Pulsfrequenz in der Trainingspraxis durchgesetzt. Eine differenzierte Bestimmung der individuellen Trainingspulsfrequenz kann anhand von Tabellen vorgenommen werden. Sie beziehen drei Faktoren in die Berechnung des angemessenen Belastungspulses ein: das Lebensalter, die Ruhepulsfrequenz und die Art der Ausdaueraktivität.

Die optimale Trainingspulsfrequenz, d.h. die Anzahl der Pulsschläge pro Minute, die man unmittelbar nach dem Laufen, der Aerobic oder der Step-Aerobic haben sollte, kann anhand der im Folgenden abgebildeten Tabelle ermittelt werden.

Ruhepuls in 15 s ↓	Alter → Unter 30	30-39	40-49	50-59	60-70	Über 70
Unter 13	35	35	34	33	31	30
13-14	35	35	34	33	31	30
15-17	36	36	35	34	33	31
18-20	36	36	35	34	33	31
20-22	38	36	35	34	33	31
23-25	38	38	36	35	34	33
Über 25	39	38	36	36	35	33

Tab. 1: Orientierungswerte für die Trainingspulsfrequenz bei Laufanfängern (modifiziert nach LAGERSTROEM 1983)

In neuerer Zeit setzt sich neben der Erfassung der Pulsfrequenz als objektivem Belastungskriterium das subjektive Anstrengungsempfinden als Maß für die Intensität der Belastung durch. Hierbei registriert der Trainierende sein subjektiv erlebtes Anstrengungsempfinden und reguliert entsprechend seine Belastungsintensität. Wird beispielsweise ein V-Step mit Armeinsatz als zu anstrengend empfunden, kann der Trainierende im weiteren Verlauf nur das Schrittmuster ausführen und die Arme weglassen.

Auch das subjektive Anstrengungsempfinden kann gemessen werden. Als hilfreich und praktikabel hat sich dabei die RPE-Skala von BORG (1985) erwiesen. RPE-Skala steht für „scale for ratings (R) of perceived (P) exertion (E)". Die in Anlehnung daran entwickelte „Messlatte der Anstrengung" (vgl. BREHM/ PAHMEIER/TIEMANN 1994) wird in der nachstehenden Grafik abgebildet.

Messlatte der Anstrengung:

6	überhaupt keine Anstrengung	
7	extrem leicht	
8		
9	sehr leicht	
10		
11	leicht	
12		**dies ist Ihr**
13	etwas schwer	**optimaler Trainingsbereich**
14		
15	schwer	
16		
17	sehr schwer	
18		
19	extrem schwer	
20	größtmögliche Anstrengung	

Abb. 2: Messlatte der Anstrengung (in Anlehnung an die RPE-Skala von BORG 1985, 7)

Diese Messlatte, die von 6 (überhaupt keine Anstrengung) bis 20 (größtmögliche Anstrengung) reicht, umfasst 15 Anstrengungsgrade. Mit diesen kann die wahrgenommene Anstrengung differenziert eingeschätzt werden. Eine unter physischen und psychischen Gesichtspunkten günstige Belastungsintensität liegt dann vor, wenn die subjektiv wahrgenommene Anstrengung beim Steptraining im Bereich 11 und 14 liegt, der Trainierende sich also „leicht" bis „etwas schwer" angestrengt fühlt (vgl. BUSKIES/ KLÄGER/ RIEDEL 1992).

Was bewirkt eine gute Ausdauer?

Ein regelmäßiges Training der Ausdauer führt zu einer Verbesserung der bewegungsspezifischen Koordination. Ein Ausdauertraining wirkt sich aber insbesondere auf das Herz und den Blutkreislauf aus. Das Herz schlägt langsamer, weil es mit jedem Schlag mehr Blut als ein untrainiertes pumpen kann. Es wird selbst besser mit Blut und Nährstoffen versorgt, denn die Versorgung erfolgt in den Schlagpausen, die umso länger werden, je langsamer das Herz schlägt. Es stellt sich schneller auf Belastungen ein und hat größere Reserven.

All dies wirkt sich sekundär positiv auf den körperlichen und seelischen Gesundheitszustand aus. Im körperlichen Bereich zeichnen sich insbesondere positive Wirkungen auf die Risikofaktoren Bluthochdruck, erhöhter Blutfettspiegel und erhöhter Blutzuckerspiegel ab.

Möglichen koronaren Herzkrankheiten und der Entstehung von Arteriosklerose wird ebenso entgegengewirkt wie der Zuckerkrankheit. Weiterhin trägt ein Training der Ausdauer auch dazu bei, der Entstehung von Übergewicht vorzubeugen. Im seelischen Bereich lässt sich konstatieren, dass, je ausdauernder ein Mensch ist, desto widerstandsfähiger ist er. Er fühlt sich resistenter gegenüber Stress und ist psychisch ausgeglichener.

1.2.2 Fitnesstraining ist Krafttraining

Step-Aerobic verspricht, die Kraftfähigkeit zu verbessern und damit vor allem Funktionen des aktiven und passiven Bewegungs- und Haltungsapparats zu erhalten oder zu verbessern.

Unter „Kraft" wird die Fähigkeit verstanden, durch Muskelanspannung Widerstände zu überwinden, Widerständen nachgebend entgegenzuwirken oder Widerstände zu halten. Eine gute Kraftfähigkeit ist nicht nur Grundlage für jede muskuläre Mobilität, sondern garantiert auch eine gute Körperhaltung. Ohne ein Training der Kraftfähigkeit verliert der Mensch zwischen dem 20sten und 70sten Lebensjahr 30-40% seiner Muskelmasse, wobei sich gleichzeitig die Qualität der Muskelzellen ungünstig verändert.

Wie trainiere ich meine Kraft?

Zur Verbesserung der Kraftfähigkeit können statische und dynamische Methoden eingesetzt werden. Beim statischen Krafttraining wird die Muskulatur gegen einen unüberwindbaren Widerstand (z.B. der eigene Körper, Partner, spezielle Kraftgeräte, Materialien) angespannt. Dabei muss die Intensität der Anspannung 30% der individuellen Muskelkraft übersteigen. Der optimale Bereich liegt bei einer Intensität von 50-70%. Statische Kräftigungsübungen sind insbesondere bei einem Training der Rumpfmuskulatur zu empfehlen, da diese neben der Bewegungsfunktion auch Haltefunktion hat. Beim statischen Krafttraining muss eine fehlende Koordinationsschulung in Kauf genommen werden.

Im Gegensatz dazu bietet das dynamische Krafttraining den zusätzlichen Vorteil der Koordinationsschulung, denn hier erfolgt die Kräftigung der Muskulatur durch Bewegung. Dynamische Kräftigungsübungen können mit dem eigenen Körpergewicht oder – eine übliche Form in der Aerobic – mit Latex- oder Gummibändern (z.B. Dynabands) ausgeführt werden. Bei einem fitness- und gesundheitsorientierten Training sollten zwei bis drei Serien mit 15-20 Wiederholungen bei ca. sechs bis acht Übungen durchgeführt werden (vgl. BOECKH-BEHRENS/BUSKIES 1995).

Gekräftigt werden sollte grundsätzlich der ganze Körper. Besonders zu berücksichtigen sind dabei die zur Abschwächung neigenden Muskelgruppen. Dies sind große Teile der Rückenmuskulatur, die Bauchmuskulatur, die Gesäßmuskulatur und die vordere Oberschenkelmuskulatur (vgl. FREIWALD 1991).

Wie kontrolliere ich meine Kraftbeanspruchung?

Aktuelle Untersuchungen im Rahmen eines gesundheitsorientierten Fitnesstrainings zeigen, dass die einzelne Serie nicht bis zur Erschöpfung austrainiert werden sollte, d.h. nicht bis zur maximal möglichen Wiederholungszahl (kein Ausbrennen oder Burn-out!). Eine gute Kraftentwicklung kann auch erzielt werden, bevor der Muskel vollständig erschöpft ist (vgl. BUSKIES u.a. 1994). Auch beim Krafttraining kann die Höhe der Belastung über das subjektive Anstrengungsempfinden eingeschätzt werden (vgl. Messlatte der Anstrengung, Abb. 2). Die wahrgenommene Anstrengung sollte nach einer Serie „mittel" bis „schwer" sein, keinesfalls darüber liegen (vgl. BOECKH-BEHRENS/BUSKIES 1995).

Was bewirkt eine gute Kraftfähigkeit?

Die Wirkungen eines Krafttrainings liegen in einer Belastungsanpassung des passiven und aktiven Bewegungsapparats. So werden z.B. die Knochen stabiler und härter, der Muskelquerschnitt vergrößert sich und die Muskelfaserzusammensetzung verändert sich. Dies wirkt sich wiederum positiv auf die Körperhaltung aus. Körperliche Beschwerden, wie z.B. Rückenschmerzen, Wirbelsäulenbeschwerden oder Gelenksyndrome, können gelindert oder sogar vermieden werden. Darüber hinaus verändert sich die Figur, da die Körperproportionen weniger durch Fetteinlagerungen, sondern mehr durch eine funktionsfähige Muskulatur bestimmt werden.

1.2.3 Fitnesstraining ist Beweglichkeitstraining

Unter „Beweglichkeit" wird die Fähigkeit verstanden, Bewegungen mit einer großen Schwingungsweite in einem oder mehreren Gelenken ausführen zu können. Leistungsbegrenzende Faktoren der Beweglichkeit sind die Gelenkstruktur und die Dehnfähigkeit von Muskeln, Sehnen, Bändern und Haut. Das Maximum der Dehnfähigkeit ist bereits zwischen dem 11. und 14. Lebensjahr erreicht. Ohne konsequentes Training der Beweglichkeit erfolgen danach sehr schnell Rückbildungen.

Wie trainiere ich meine Beweglichkeit?

Beweglichkeit wird durch Dehnübungen erreicht, d.h. durch Übungen, bei denen vor allem die Muskulatur verlängert wird. Grundsätzlich kann dies mittels zweier Methoden oder Techniken geschehen: das statische Dehnen und das dynamische Dehnen.

Für die erste Dehntechnik hat sich in der Sportpraxis die Bezeichnung *Stretching* durchgesetzt. Bei diesem *statischen Dehnen* werden eine oder mehrere Muskelgruppen bis zum individuellen Maximum gedehnt und dann etwa 15-30 Sekunden lang in dieser Dehnposition gehalten. Diese Art des Dehnens sollte je Muskel mehrfach wiederholt werden. Es existieren mittlerweile unterschiedliche Varianten des statischen Dehnens, wobei sich die Methode der Dauerdehnung und die Methode der Anspannung-Entspannungs-Dehnung in der Praxis durchgesetzt hat (vgl. Kapitel 4).

Beim *dynamischen Dehnen* wird die maximal mögliche Bewegungsamplitude eines oder mehrerer Gelenke in zwei oder auch mehreren Richtungen ausgeschöpft. Auch beim dynamischen Dehnen sollten mehrere Wiederholungen ausgeführt werden. Vorgeschlagen werden nach subjektivem Empfinden 20-30 Wiederholungen pro Serie bei ein bis zwei Serien. In den letzten Jahren galt diese Form des Dehnens als verpönt. Aktuelle Untersuchungen haben jedoch die Wirksamkeit dieser Methode eindrucksvoll belegt. Bei kontrollierter Ausführung – d.h. vor allem dem Vermeiden einer ruckartigen und zerrenden Bewegungsausführung – ist diese Methode durchaus zu empfehlen (vgl. BOECKH-BEHRENS/BUSKIES 1995; KNEBEL 1994).

Beim Dehnen sollten alle wichtigen Muskelgruppen erfasst werden, zu berücksichtigen sind jedoch auch hier vor allem potenzielle Schwachstellen. Das bedeutet, dass insbesondere die zur Verkürzung neigenden Muskeln gedehnt werden müssen. Dies sind die Rückenmuskulatur im Hals-

und Lendenwirbelsäulenbereich, die Brustmuskulatur, die vordere Hüftmuskulatur, die innere Hüftmuskulatur, die vordere Oberschenkelmuskulatur, die hintere Oberschenkelmuskulatur und die hintere Unterschenkelmuskulatur (vgl. FREIWALD 1991).

Was bewirkt eine gute Beweglichkeit?
Beweglichkeitstraining bewirkt gesundheitlich bedeutsame Anpassungen des aktiven und passiven Bewegungsapparats. Die Dehnbarkeit der Muskeln wird verbessert und die Elastizität der Sehnen, Bänder und Gelenkkapseln bleibt erhalten oder nimmt sogar zu. Dies wiederum fördert die Funktionstüchtigkeit und Belastbarkeit des Haltungs- und Bewegungsapparats und beugt möglichen Beschwerden in diesen Bereichen, z.B. schmerzhaften Verspannungen im Schulterbereich und Rückenschmerzen, vor.

1.2.4 Fitnesstraining ist Koordinationsschulung

Step-Aerobic verspricht, die koordinativen Fähigkeiten zu verbessern. Unter „Koordination" wird das Zusammenspiel des Zentralnervensystems und des Bewegungsapparats verstanden. Je flüssiger sich dieses Zusammenspiel gestaltet, desto eleganter, besser, schneller und zielgerichteter erscheint uns die Ausführung einer Bewegung. Mit dem Begriff der Koordination wird eine ganze Summe von Eigenschaften beschrieben, die auch als koordinative Fähigkeiten bezeichnet werden. Hierzu zählen beispielsweise die Anpassungs- und Umstellungsfähigkeit, die Rhythmusfähigkeit, die Gleichgewichtsfähigkeit, die Geschicklichkeit, die Reaktionsfähigkeit oder das richtige Timing einer Bewegung (RIEDER/LEHNERTZ 1991). Zahlreiche dieser Fähigkeiten werden auch beim Steptraining gebraucht und können gleichzeitig durch das Training entwickelt und geschult werden. Je abwechslungsreicher dabei ein Programm gestaltet wird, desto größer sind die Chancen, dem altersbedingten Nachlassen solch zentraler Faktoren wie Anpassungs-, Gleichgewichts- und Reaktionsfähigkeit entgegenzuwirken.

1.2.5 Fitnesstraining ist Wohlfühlen im Hier und Jetzt

Step-Aerobic verspricht positive Auswirkungen auf das emotionale Wohlbefinden und damit wird die Lebenszufriedenheit verbessert.

Über positive Effekte auf das psychische Befinden durch sportliche Aktivität wird spätestens seit den 70er Jahren berichtet. Zu dieser Zeit dokumentierten amerikanische Studien positive Stimmungsveränderungen bei und nach sportlicher Aktivität und umschrieben diesen Tatbestand mit solch einprägsamen Bezeichnungen wie „feel better phenomenon" und „runner's high". Mit diesen Begriffen wurden eine allgemeine gehobene Stimmung bzw. euphorische oder sogar tranceartige Zustände umschrieben, die sich bei Ausdauerbelastungen – insbesondere beim Laufen – einstellen können. Die Forscher konnten zudem feststellen, dass sich nach einer sportlichen Aktivität auch Spannungsgefühle und Angstgefühle abbauen ließen.

In Deutschland haben Andrea ABELE und Walter BREHM umfassende Erkenntnisse zum Wohlbefinden bei sportlicher Aktivität vorgelegt. Erkenntnisse, die auch für die Step-Aerobic von Bedeutung sind. In zahlreichen Studien auf dem Sektor der Fitnessaktivitäten – untersucht wurden in diesem Kontext Laufen, Schwimmen, Aerobic, Jazzgymnastik, Konditionstraining, Krafttraining an Maschinen – konnten die Autoren nachweisen, dass die Stimmung unmittelbar im Anschluss an die sportliche Aktivität in der Regel signifikant besser ist als vor der Aktivität. Dabei reduzieren sich die negativen Stimmungsanteile und die positiven Stimmungsanteile werden unterstützt. Die Sporttreibenden fühlen sich nach der Fitnessaktivität aktivierter, in einer gehobeneren Stimmung und ruhiger. Gleichzeitig haben sie das Gefühl, weniger erregt, weniger ärgerlich, weniger energielos und weniger deprimiert zu sein als vorher (vgl. ABELE/ BREHM 1993).

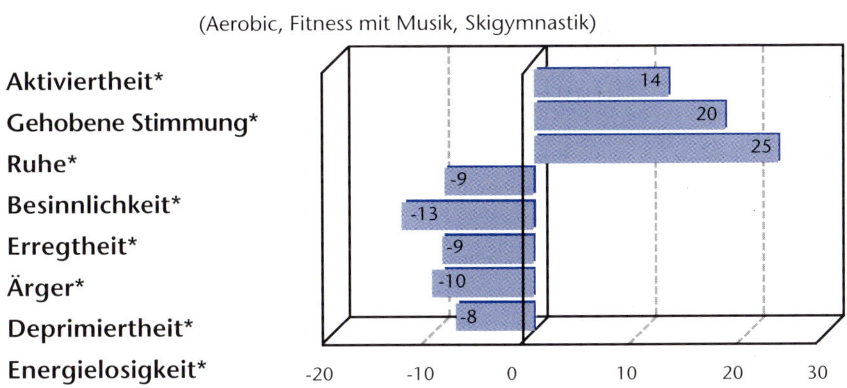

13 Kurse; N = 240, jeweils drei Befragungszeitpunkte *=p<0.1 (ABELE/BREHM)

Abb. 3: Wohlbefinden bei Fitnessaktivitäten

Stimmungsverbesserungen treten jedoch nicht immer und im Rahmen jeder sportlichen Aktivität auf. Sie sind vielmehr von verschiedenen Rahmenbedingungen abhängig. Bedingungen, die zum einen beim Trainierenden selbst zu suchen sind, aber auch die Gestaltung eines Fitnesstrainings betreffen. Die nachfolgende Zusammenstellung veranschaulicht, welche Faktoren die Stimmung positiv beeinflussen können, unter welchen Bedingungen dies geschieht und welche Konsequenzen Übungsleiter und Trainer für ihre Unterrichtspraxis ziehen sollten (vgl. BREHM/PAHMEIER 1992; BREHM 1995).

Faktoren	*Bedingungen*	*Didaktische Konsequenzen*
Stimmungslage	Das Ausgangsniveau der Stimmung beeinflusst die Stimmungsveränderung. Personen mit eher schlechter Stimmung profitieren mehr als Personen mit guter Stimmung. Die Bewusstheit der Stimmung ist wichtig.	Die Aufmerksamkeit am Stundenbeginn sollte kurz auf das aktuelle Befinden gelenkt werden.
Belastung	Die eigene Anstrengung muss als mittlere Belastung erlebt werden. Sich anzustrengen ist zwar wichtig, man darf sich aber keinesfalls überfordert oder erschöpft fühlen.	Darauf achten, dass sich die Teilnehmer weder unterfordern noch überfordern. Hohe konditionelle und koordinative Beanspruchungen vermeiden.
Rhythmisierung	Sportliche Aktivitäten müssen möglichst häufig rhythmisiert sein. Hierzu gehört auch, dass die Trainingseinheiten Abwechslung beibehalten müssen.	Rhythmisierungshilfen z.B. in Form von Musik geben und über längere Zeit aufrechterhalten. Variation der Stundeninhalte und Einbau neuer und abwechslungsreicher Übungen.

Faktoren	*Bedingungen*	*Didaktische Konsequenzen*
Abschalten/ Entspannen	Es muss möglich sein, zwischenzeitlich in der sportlichen Aktivität zu versinken, ohne auf das Umfeld achten zu müssen.	Einplanen von Stundenanteilen, in denen sich die Teilnehmer ganz auf den eigenen Körper und die eigene Bewegung konzentrieren können, Aufmerksamkeitslenkung betreiben.
	Auch die bewusste Entspannung fördert das Wohlbefinden.	Entspannungsübungen einsetzen.
Motive	Als vorteilhafte Motivstruktur hat sich eine Überlagerung von langfristig erfüllbaren Motiven (z.B. gesünder und fitter werden, eine gute Figur bekommen) und kurzfristig erfüllbaren Motiven (z.B. sich anstrengen) erwiesen.	Auf kurzfristige Motive aufmerksam machen, solche Motive ansprechen und bei den Teilnehmern stärken.
Erlebnis/Spaß	Die Programminhalte müssen den Erlebnis- und Freudeaspekt fördern.	Positives Erleben und Freude fördern, z.B. durch Kommunikation, gute Laune, rhythmische Belastung.
Zufriedenheit	Die Sporttreibenden müssen mit sich und ihrer Leistung zufrieden sein, wobei sich der Maßstab der Zufriedenheit am internen guten Körpergefühl ausrichten sollte.	Zufriedenheit mit sich selbst fördern.

1.3 Step-Aerobic-Programme

Unter einem Bewegungsprogramm versteht man Übungseinheiten oder Stundenbilder, denen eine feste Struktur (Abfolge der Bewegungsphasen) und definierte Inhalte (spezifische Übungen) zugrunde liegen, die jederzeit wiederholbar sind.

Um die oben beschriebenen Fitnessziele zu verwirklichen, haben sich für das Steptraining zwei Programmvarianten durchgesetzt.

Wir finden zum einen Programme, die in erster Linie die Ausdauerleistungsfähigkeit steigern sollen. In solchen Programmen, die in der Regel 45-60 Minuten dauern, werden verschiedene Schrittmuster und Bewegungselemente aneinander gereiht. Methodisch wird zumeist auf die Erarbeitung einer festgelegten Bewegungsabfolge (Choreografie, Kombination) abgezielt. Der Charakter der Ausdauerphase oder auch Choreografiephase kann sich im Bewegungsausdruck unterschiedlich gestalten. Die Akzentsetzung kann dabei eher sportlich-athletisch ausfallen, d.h., es wird mit vielen Schrittwiederholungen und einem geringen Koordinationsanteil gearbeitet. Es kann jedoch auch schwerpunktmäßig gestalterisch-tänzerisch gearbeitet werden, wobei sich die Choreografie durch einen hohen Koordinationsanteil auszeichnet.

Eine weitere Differenzierung dieser Programmvariante gründet sich auf die Trainingsform. Zu unterscheiden ist dabei, ob das Programm im „Low Impact", „High Impact" oder „Mixed Impact" durchgeführt wird. Während der *„Low Impact-Form"* (leichter Stoß oder Aufprall) des Trainings hat jeweils ein Fuß beständig Bodenkontakt. Das Gehen ist dabei die bevorzugte Bewegungsgrundform. Die Belastung für den Muskel- und Stützapparat wird somit sehr gering gehalten. Diese Form des Trainings bietet sich insbesondere für untrainierte und ungeübte Personen an.

Bei einem Training nach der *„High Impact-Form"* (starker Aufprall) verlieren beide Füße kurzfristig den Bodenkontakt, dies geschieht beim Laufen, Hüpfen und Springen. Im Training nach der *„Mixed Impact-Form"* wird ständig zwischen Low und High Impact gewechselt. Mit den Begriffen des Low, High und Mixed Impact wird also die Belastungsintensität eines Trainings beschrieben.

Die zweite Variante legt ihren Schwerpunkt gleichermaßen auf das Training der Ausdauerleistungsfähigkeit und auf das Training der Kraft und der Beweglichkeit. Dieses Programm dauert in der Regel 50-60 Minuten, wobei ca. 1/3 der Trainingszeit dem funktionellen Krafttraining gewidmet ist. Mit und auf dem Stepgerät werden dann entsprechende funktionelle Übungen in liegender und sitzender Weise durchgeführt.

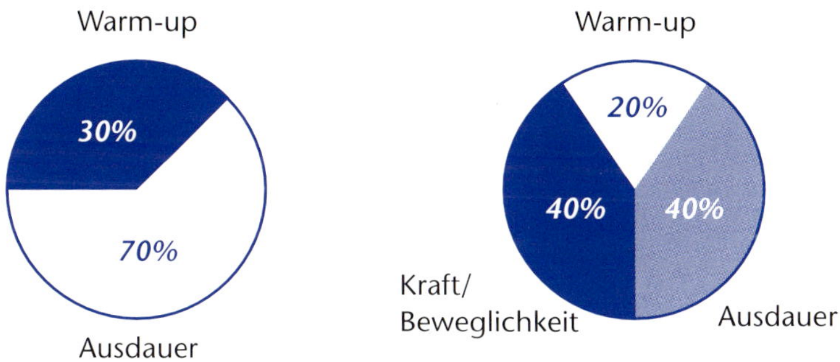

Abb. 4: Gewichtung der Stundenschwerpunkte

1.4 Step-Aerobic und Musik

In der Step-Aerobic ist der Einsatz von Musik ein unverzichtbarer Bestandteil jeder Übungseinheit. Die motivierende und stimulierende Wirkung von Musik ist in vielen Untersuchungen belegt. Das Erleben eines harmonischen Zusammenspiels von Musik und Bewegung beeinflusst die menschliche Psyche. Im Idealfall führt dies zu einer positiven Steigerung des Wohlbefindens und der Grundgestimmtheit, zu einer gesteigerten Freude an der Bewegungsausführung und einer Förderung der körperliche Leistungsbereitschaft. Auf die Gefahren einer möglichen Überanstrengung und Überforderung durch aufpeitschende Rhythmen wird vielerorts aufmerksam gemacht. Gewissenhafte Übungsleiter, Trainer und Lehrer wissen dies und achten darauf, um mögliche Überschreitungen individueller Beanspruchungsgrenzen zu vermeiden (vgl. GROOS/ROTHMAIER 1991).

In der Step-Aerobic erfüllt der Einsatz von Musik neben dem emotionalen Erlebnisaspekt eine weitere Funktion. Musik unterstützt auf rhythmische und dynamisierende Weise die Bewegung, sie steuert und harmonisiert den Bewegungsfluss und nicht zuletzt gliedert sie die zeitliche Abfolge von Übungen.

Die in Trainingsprogrammen verwendeten Musikstile nehmen in der Step-Aerobic eine vielfältige Variationsbreite ein. Von Soul und Funk über Hiphop und Rock sind, je nach Geschmack der Teilnehmer und Schüler, viele unterschiedliche Musikarten einsetzbar. Charakteristisch und aus pragmatischen Aspekten auch notwendig ist allerdings der Einsatz von Musikstücken, die nahtlos ineinander übergehen (vgl. Kap. 3).

1.5 Das Stepgerät

Die Holzkiste als Trainingsgerät hat die Step-Aerobic zumindest im kommerziellen Bereich weit hinter sich gelassen. Da sich in den vergangenen Jahren neben der Firma Reebok eine Reihe von Anbietern der Vermarktung des Produkts „Step" gewidmet haben, findet sich heute eine vielfältige Angebotspalette von sehr preiswerten bis zu sehr teuren Stepgeräten. Neben dem Original Reebok-Step, einer in der Höhe variablen Plattform von 15 x 20 x 25 cm, die mit einer rutschfesten Oberfläche versehen ist, hat sich insbesondere „The Step", ein Produkt der Fa. Forever Fit Performance GmbH aus Regensburg, durchgesetzt. „The Step" ist besonders flexibel einsetzbar, da es im Bausteinsystem zusammengesetzt werden kann (vgl. Abb. 5).

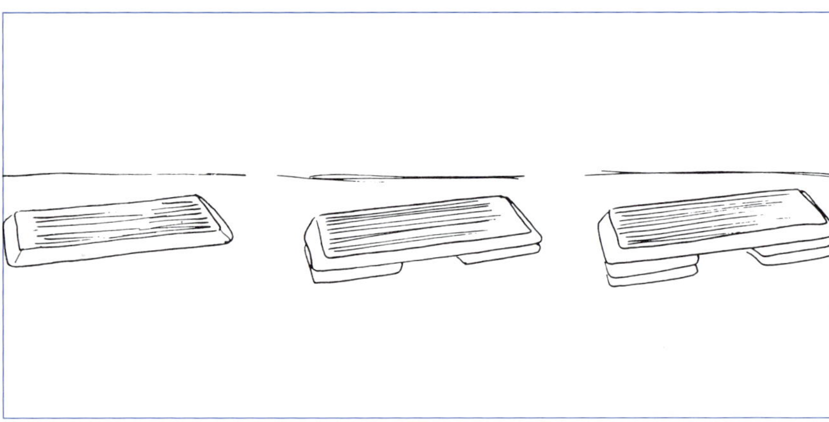

Abb. 5: Das Stepgerät im Bausteinsystem, ohne Supports, mit zwei Supports, mit vier Supports

Die Einzelteile des Systems bestehen aus rutschfestem und elastischem Kunststoff. Die Plattform (auch „bench" genannt) hat eine Länge von 1,10 m und eine Breite von 0,40 m. Sie ist 10 cm hoch und kann durch das Unterbauen von rechteckigen Supports in der Höhe variiert werden. Mit jeweils einem Support an jedem Ende erhöht sich die Plattform auf 15,5 cm, mit jeweils zwei Supports auf 20,5 cm. Die Supports selbst sind innen hohl und dadurch relativ leicht.

Gerätealternativen

Übungsleiter im Verein, aber auch Lehrer in der Schule, die Step-Aerobic durchführen möchten, stehen zumeist vor dem unlösbaren finanziellen Problem der Anschaffung etablierter Stepgeräte. Ein Steptraining muss jedoch nicht am Fehlen standardisierter Geräte scheitern. Wir haben hier eine Reihe von Ideen und Vorschlägen zusammengetragen, um trotz fehlender Geräte, Step-Aerobic zu unterrichten.

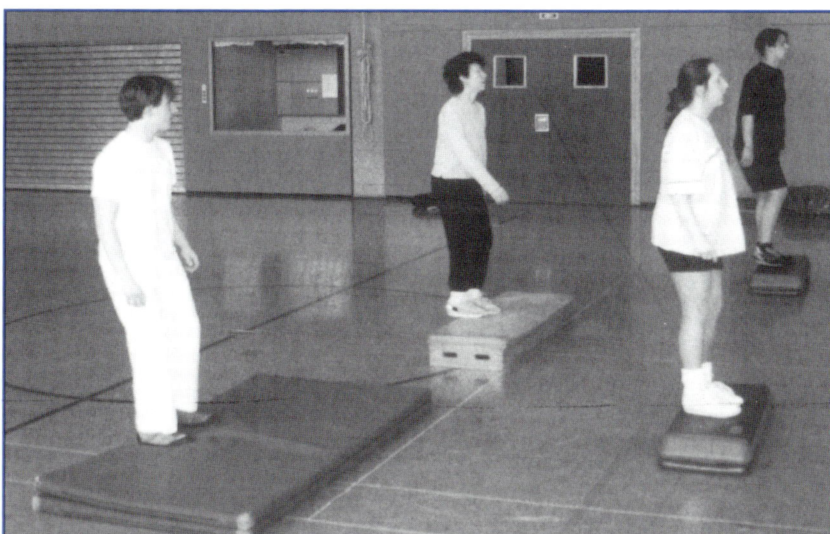

Turngeräte als Stepgeräte

1. Funktionieren Sie vorhandene Turngeräte zu Stepgeräten um

In jeder Turn- oder Sporthalle finden sich Turnmatten. Stapeln Sie, je nach Leistungsniveau Ihrer Schüler und Teilnehmer, mehrere dieser Matten übereinander. Sie sollten allerdings darauf achten, dass die Matten nicht zu weich sind. (Weichböden sind aufgrund der erhöhten Verletzungsgefahr nicht zu empfehlen.) Diese Mattenanlagen sind so groß, dass zumeist zwei Teilnehmer gleichzeitig daran trainieren können. Auch die Oberteile der großen Turnkästen eignen sich gut als Stufe. Ihr einziger Nachteil besteht darin, dass sie in der Höhe nicht verstellbar sind. Vielfach gebietet es die Sicherheit, rutschfeste, dünne Gummimatten unter die Kastenteile zu legen. Eine dritte Funktionsvariante sind ineinander geschobene Sprungbretter. Leider ist dies nicht mit allen Fabrikaten möglich.

2. Bauen Sie Stepgeräte aus Holz

Erinnern Sie sich?! Gin MILLER hat ihre Grundidee an der guten alten Holzkiste entwickelt. Den nachfolgenden Vorschlag für den Eigenbau von Stepgeräten aus Holz hat uns eine engagierte Übungsleiterin aus Bayern zuge-

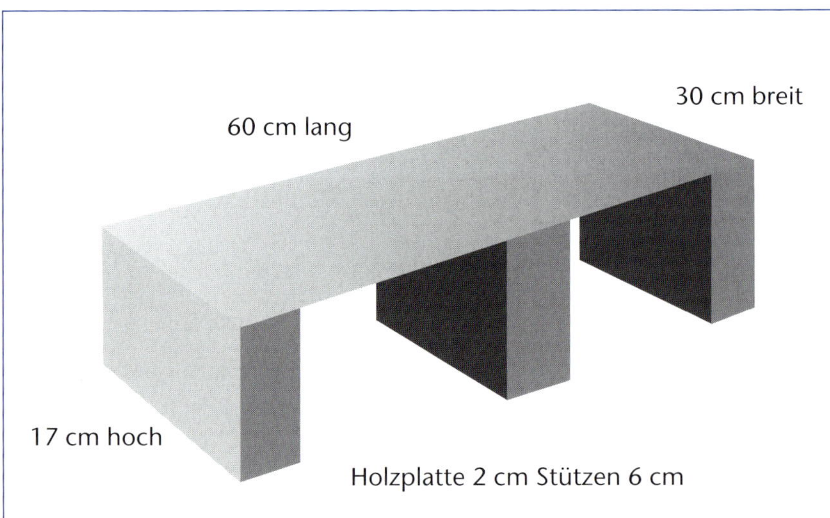

Abb. 6: Stepgeräte aus Holz

sandt. Die Stufe besteht aus einer 2 cm dicken, 30 cm breiten und 60 cm langen Holzplattform. Dieses Brett wird auf drei Stützen geschraubt und verleimt, die 6 cm dick und 17 cm hoch sind. Die beiden äußeren Fußstützen müssen mit dem oberen Brett bündig abschließen, damit die Treppe nicht kippen kann. Die Treppe braucht zudem eine dünne Gummiunterlage, damit sie auf dem Hallenboden nicht wegrutschen kann (Sicherheit!).

Anfertigen kann die Treppe jeder Schreiner, Zimmermann oder Tischler. In der Schule bietet sich für den Bau von Holzgeräten eine Kooperation mit dem Kunst- oder Werklehrer an.

3. Leihen Sie Stepgeräte aus einem Fitnessstudio

Dieses zugegebenermaßen etwas aufwendige Verfahren bietet sich insbesondere für Vereine an, die Demonstrations- oder Schnupperkurse für Step-Aerobic anbieten möchten. Ein kooperationswilliges Studio ist hier Voraussetzung.

2 Step-Aerobic: Modetrend oder etabliertes Fitnesstraining?

Neue Bewegungstrends, die sich aus der kommerziellen Fitnessszene entwickeln, werden von gestandenen Trainern, Übungsleitern, Lehrern und Wissenschaftlern vielfach erst einmal mit Skepsis zur Kenntnis genommen. Trotz begleitender wissenschaftlicher Evaluierung der Step-Aerobic durch amerikanische Sportwissenschaftler war auch die Step-Aerobic nicht gegen entsprechende Skepsis gefeit. Wie in zahlreichen Sportarten, Fitnessaktivitäten und Bewegungsformen finden wir viele Fragen an die Fitnessaktivität Step-Aerobic noch unbeantwortet. Auf einige können die Studien der amerikanischen Wissenschaftler Peter und Lorna FRANCIS Aufschluss geben. Hinzu kommen einige wenige deutschsprachige Studien. Die Ergebnisse der vorliegenden Untersuchungen sollen dem interessierten Leser an dieser Stelle vorgestellt werden.

2.1 Ist Step-Aerobic ein effizientes Ausdauertraining?

Die Ausdauer wird trainiert, wenn große Muskelgruppen über einen längeren Zeitraum bewegt werden. Als gesundheitlich empfehlenswerte Ausdaueraktivitäten gelten Schwimmen, Rad fahren, Skilanglauf, Jogging oder Laufen und Walking oder zügiges Gehen. Wenn man wissenschaftlich untersuchen möchte, ob eine bestimmte Sportart oder Bewegungsform die allgemeine Ausdauerleistungsfähigkeit anspricht und trainiert, müssen spezifische physiologische Bestimmungsgrößen mit speziell dafür entwickelten, sportmedizinischen Untersuchungsmethoden bestimmt werden. Da die Ausdauerleistungsfähigkeit sowohl das Herz-Kreislauf-System als auch das Atemsystem anspricht, werden Parameter aus beiden Systemen zur Messung dieser Fähigkeit herangezogen. Als klassische Maße zur Bestimmung der Ausdauerleistungsfähigkeit gelten die Herzfrequenz in Ruhe bzw. die maximale Herzfrequenz unter körperlicher Belastung; die Laktat- oder Milchsäurekonzentration im Blut und die maximale Sauerstoffaufnahme.

Die Herzfrequenz gibt die Herzschlagzahl an. Unter der maximalen Herzfrequenz (HF max) versteht man die Herzschlagzahl, die bei Ausbelastung gemessen wird. Die maximale Sauerstoffaufnahme (VO_2 max) ist diejenige Sauerstoffmenge pro Minute, die maximal bei schwerer dynamischer

Arbeit großer Muskelgruppen aufgenommen werden kann. Sie gilt als zuverlässiges Bruttokriterium zur Beurteilung der maximalen Leistungsfähigkeit von Herz, Kreislauf, Atmung und Stoffwechsel (RÖTHIG 1993; WEINECK 1990).

In einer vom Sportartikelhersteller Reebock in Auftrag gegebenen Studie wurde nun der Frage nachgegangen, ob sich Step-Aerobic mit den herkömmlichen Ausdauersportarten Laufen und zügiges Gehen in den physiologischen Auswirkungen vergleichen lässt. Zur Beantwortung der Frage absolvierten acht gesunde Personen die nachfolgende Testsituation: Gehen auf dem Laufband mit einer Geschwindigkeit von 4,8 km/h; Laufen auf dem Laufband mit einer Geschwindigkeit von 11,3 km/h und Durchführung eines Stepprogramms auf einer 25,4 cm hohen Plattform bei einer Musikgeschwindigkeit von 120 bpm. Die Forscher konnten Folgendes feststellen: Der Energieverbrauch, gemessen über die maximale Sauerstoffaufnahme, lag beim Gehen viermal höher als in Ruhe. Der Energieverbrauch beim Laufen lag dreimal so hoch wie beim Gehen. Beim Steptraining steigerte sich der Verbrauch geringfügig nochmals um 6% im Vergleich zum Laufen. Obwohl der Energieverbrauch beim Laufen und Steptraining in etwa gleich hoch war, zeigt sich allerdings für die Herzfrequenz ein abweichender Verlauf. So betrug die durchschnittliche Herzfrequenz beim Laufen 163 Schläge pro Minute, beim Steptraining 178 Schläge pro Minute und lag damit um 9% höher (REEBOK MANUAL 1990).

Diese Tatsache konnte auch KOBUSCH-NIEDERBÄUMER in ihrer Arbeit (1994) nachweisen. Sie hat eine physiologische Beanspruchungsanalyse der Step-Aerobic durchgeführt. Dabei wurde das Beanspruchungsprofil der 18 Untersuchungsteilnehmer auf dem Fahrradergometer erstellt und anschließend mit dem Beanspruchungsprofil nach einer Stepchoreografie verglichen. Das Ergebnis: Auch hier lagen die Herzfrequenzwerte bei gleichen Laktatwerten beim Steptraining höher als bei der Fahrradergometrie. Wie lässt sich dieses Phänomen erklären? Auf dem Fahrradergometer wird das gesamte Körpergewicht getragen, vornehmlich die Beinmuskulatur ist an der Realisierung der Bewegungsaufgabe beteiligt. Beim Steptraining muss hingegen zum einen das Körpergewicht permanent auf- und abgehoben werden. Andererseits kommt der Einsatz kontinuierlich wiederkehrender Armbewegungen hinzu, die zumeist auf Brusthöhe oder über Kopfhöhe ausgeführt werden. Um unter diesen Bedingungen die Arm- und Schultermuskulatur ausreichend mit Sauerstoff zu versorgen, muss das Blut vom Herzen nach oben gepumpt werden. Auf diesen Bedarf reagiert das Herz mit einem Anstieg der Herzfrequenz.

Man spricht auch von einem Training im aeroben Energiestoffwechselbereich. Dieser liegt bei gesunden Menschen in einem Bereich zwischen 2 mmol/l Laktat und 4 mmol/l Laktat. Wobei die Marke 2 die aerobe Schwelle, die Marke 4 die anaerobe Schwelle kennzeichnet (vgl. WEINECK 1990). KOBUSCH-NIEDERBÄUMER (1994) zeigt in ihrer Studie, dass es sich in allen Belastungsbereichen des Low Impact-Programms und in drei von vier Belastungsbereichen des Mixed Impact-Programms um ein Training im aeroben Energiestoffwechselbereich handelt.

Die aufgeführten Untersuchungen haben gezeigt, dass Step-Aerobic körperliche Beanspruchungsreize setzt, die die Verbesserung der Ausdauerleistungsfähigkeit ansprechen. Übungsleiter sollten jedoch wissen, dass eine Kontrolle der körperlichen Beanspruchung ausschließlich über das Kriterium der Herzfrequenz eingeschränkt zu interpretieren ist. Bei intensiver Armarbeit, vornehmlich über Brusthöhe, können die Herzfrequenzwerte über den als gesundheitlich unbedenklich betrachteten Werten liegen. Die objektive physiologische Beanspruchung verbleibt jedoch im relevanten Bereich.

2.2 Welche Auswirkungen hat die Stephöhe?

Von besonderem Interesse ist die Frage, welche Auswirkungen die Stephöhe auf den Energieverbrauch bzw. auf Parameter der körperlichen Leistungsfähigkeit hat. Die nachstehenden Tabellen zeigen jene Beanspruchungssituationen, die die Teilnehmer der Untersuchung von KOBUSCH-NIEDERBÄUMER (1994) zu absolvieren hatten. Sie führten eine fünfminütige Stepchoreografie in den Ausführungsvarianten Low Impact und Mixed Impact aus. In jeder Ausführungsvariante wurde zudem zweimal die Stephöhe (15,5 cm und 20,5 cm) und zweimal das Musiktempo (120 bpm und 130 bpm) manipuliert, sodass die Probanden insgesamt vier Testbedingungen je Ausführungsvariante durchliefen. Zur Bestimmung der Ausdauerleistungsfähigkeit wurde die Laktatkonzentration im Blut und die Herzfrequenz in Ruhe und unter Belastung gemessen.

		Low Impact			
		Musiktempo 120 bpm		Musiktempo 130 bpm	
		Laktat (mmol/l)	HF (S/m)	Laktat (mmol/l)	HF (S/m)
Step-	15,5 cm	2.21	158	2.56	167
höhe	20,5 cm	2.70	165	2.99	174

		Mixed Impact Musiktempo 120 bpm		Musiktempo 130 bpm	
		Laktat (mmol/l)	HF (S/m)	Laktat (mmol/l)	HF (S/m)
Step-	15,5 cm	3.25	168	3.82	176
höhe	20,5 cm	3.90	176	4.82	180

Tab. 2 und 3: Laktatkonzentration und Herzfrequenz in Abhängigkeit von Stephöhe und Musiktempo bei Belastungsvorgabe

Die Werte der Tabellen zeigen deutlich, dass sich die physiologischen Beanspruchungsparameter Laktat und Herzfrequenz mit zunehmender Stephöhe verändern. Betrachten wir zunächst die Low Impact-Ausführung. Hier steigt die Laktatkonzentration im Blut von 2.21 mmol/l bei einer Stephöhe von 15,5 cm auf 2.70 mmol/l bei einer Stephöhe von 20,5 cm. In der Mixed Impact-Ausführung ist ein identischer Anstieg zu verzeichnen. Hier steigt die Konzentration von 3.25 mmol/l (Stephöhe 15,5 cm) auf 3.90 mmol/l (Stephöhe 20,5 cm).

Wie sieht es für die Herzfrequenz aus? Betrachten wir zunächst wieder die Werte der Low Impact-Ausführung. Bei einer Höhe von 20,5 cm steigt die Herzfrequenz von vormals 158 Schlägen pro Minute auf 165 Schläge pro Minute. In der Mixed Impact-Ausführung finden wir einen umfänglich identischen Anstieg von 168 auf 176 Schläge pro Minute. Die gleichen Auswirkungen der Stephöhe finden wir bei einem schnelleren Musiktempo: kontinuierlicher Anstieg der Laktatkonzentration und Herzfrequenz in Abhängigkeit von der Stephöhe.

Dieser Einfluss der Stephöhe auf den Energieverbrauch wurde auch von FRANCIS (1992) in einer Untersuchung an der University of Texas and San Diego mit jungen, gesunden Erwachsenen festgestellt. Als Beanspruchungsparameter wurde hier auf die maximale Herzfrequenz (HF max) und die maximale Sauerstoffaufnahme (VO_2 max) zurückgegriffen.

Die Stephöhe wird in „Inches" gemessen, wobei 1 Inch (in.) 2,5 cm entspricht. Aus der nachstehenden Grafik wird sehr schön deutlich, dass mit der Erhöhung der Stepplattform der Energieverbrauch direkt proportional ansteigt.

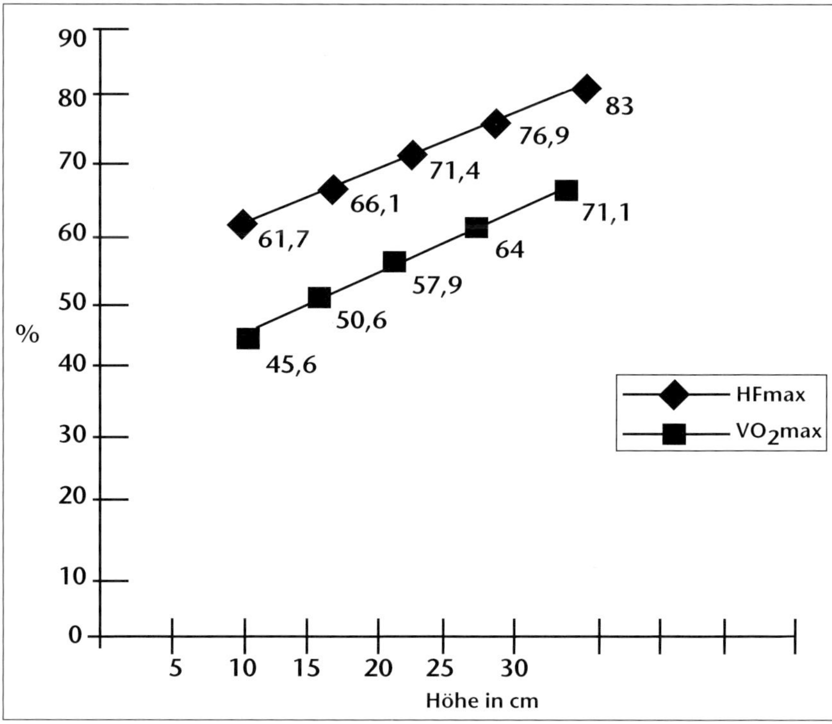

Abb. 7: Änderung der maximalen Herzfrequenz und der maximalen Sauerstoffaufnahme in Abhängigkeit von der Stephöhe

Als Fazit lässt sich festhalten: Je höher die Stepplattform, desto stärker die physiologischen Körperreaktionen und desto höher die Ausdauerbeanspruchung.

2.3 Welche Auswirkungen haben die Bewegungsausführung und die Choreografie?

Wir erinnern uns: mit den Begriffen Low Impact, Mixed Impact und High Impact wird das Intensitätsausmaß von Bewegungsausführungen beschrieben (vgl. Kap. 1). Untersuchungen zu den physiologischen Auswirkungen entsprechend ausgeführter Schrittmuster können für die Step-Aerobic bestätigen, dass intensive Schritte wie „Lunges", „Travelling Steps" und „Propulsions", jeweils ausgeführt mit wechselndem Führungsbein, zu einem höheren Energieverbrauch führen, als das beim „Basic Step" oder „Knee-lift Step" der Fall ist (vgl. Beschreibung der Schritte in Kap. 4.6 und 4.7). Nachweislich wirkt sich auch der Armeinsatz auf den Energieverbrauch aus. Stepchoreografien mit Armbewegungen, wie z.B. „Biceps Curl", lassen den Energieumsatz im Vergleich zu derselben Choreografie, in der die Hände in der Taille gehalten werden, um 12% steigen (FRANCIS 1992).

Eine Beanspruchungssteigerung wird insbesondere durch eine intensivere Beinarbeit, also in Form von Mixed oder High Impact-Ausführungen von Schritten und Schrittmustern, erzielt. Auch die Studie von KOBUSCH-NIEDERBÄUMER (1994) unterstützt diesen Tatbestand. Ihre Probanden führten die Stepchoreografie einmal in der Low Impact-Variante und einmal in der Mixed Impact-Variante durch. Die nachstehenden Grafiken verdeutlichen sehr anschaulich, dass für die konditionellen Parameter Laktat und Herzfrequenz statistisch bedeutsame Unterschiede zwischen den beiden Programmvarianten bestehen.

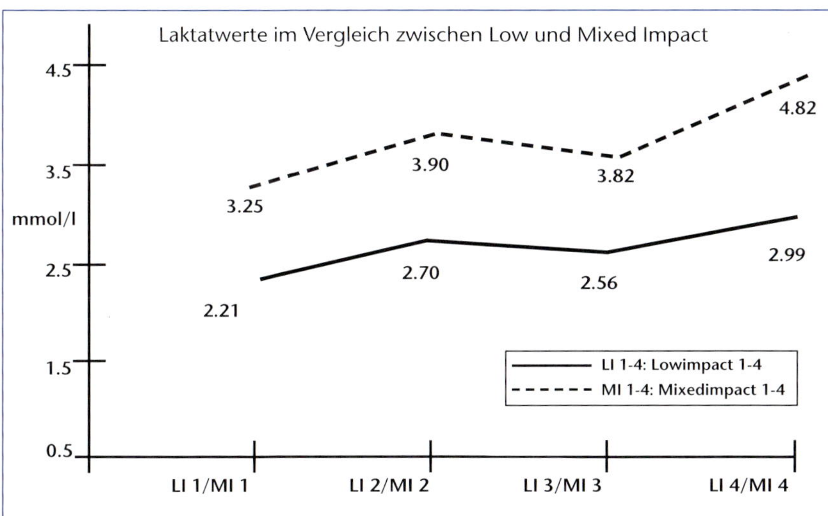

Abb. 8: Gruppenmittelwerte des Laktats im Vergleich zwischen Low und Mixed Impact

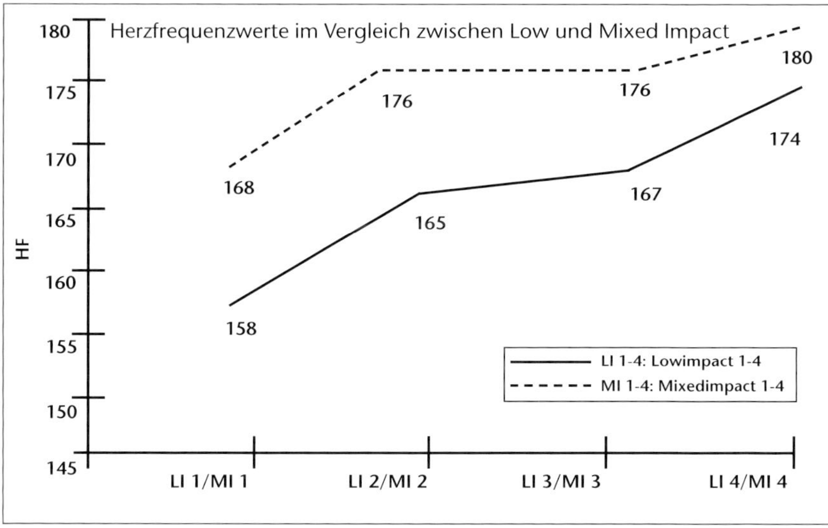

Abb. 9: Gruppenmittelwerte der Herzfrequenzen im Vergleich zwischen Low und Mixed Impact

Die Laktatkonzentration im Blut und die Herzfrequenz liegen nach Ausführung der Mixed Impact-Variante deutlich über den Werten, die nach Ausführung der Low Impact-Variante erzielt wurden. Das gleiche Bewegungsprogramm führt also in verschiedenen Ausführungsbedingungen (Low versus Mixed Impact-Ausführung) zu unterschiedlichen Ausdauerbeanspruchungen bzw. physiologischen Beanspruchungen. Eine Mixed Impact-Ausführung fordert den Körper stärker.

In manchen Step-Aerobic-Stunden werden Handgewichte, so genannte „Heavy Hands" eingesetzt. Bisherige Erkenntnisse deuten darauf hin, dass sich bei der Benutzung von ein Pfund schweren Gewichten lediglich das subjektive Beanspruchungs- oder Intensitätsgefühl der Teilnehmer ändert. Die objektiven physiologischen Messungen hingegen ergaben keine Veränderungen. Beim Einsatz höherer Gewichte klagten Teilnehmer vielfach über Schulterbeschwerden. FRANCIS (1992) zieht daraus die Konsequenz, dass Handgeräte, auch wenn sie unter gesundheitlichen Aspekten korrekt eingesetzt werden (geringes Gewicht), die Trainingseffekte nicht verbessern. Er rät, auf Handgeräte zu verzichten.

2.4 Welche Auswirkungen hat das Musiktempo oder welches Tempo ist das beste?

Welche physiologischen Auswirkungen unterschiedliche Musikgeschwindigkeiten haben können, wurde erstmals in einer amerikanischen Studie aufgezeigt. Die Probanden trainierten auf einer 20 cm hohen Plattform, das Musiktempo wechselte im zweiten Durchgang der Choreografie von 120 bpm auf 128 bpm. Die Folge: Der Energieverbrauch steigerte sich unter der zweiten Bedingung um 4,6% (FRANCIS 1992).

Auch in der bereits mehrfach zitierten Untersuchung von KOBUSCH-NIEDERBÄUMER trainierten die Teilnehmer mit zwei verschiedenen Tempi. Die Werte für die Laktatkonzentration und die Herzfrequenz stiegen, wenn statt mit 120 bpm mit einem Tempo von 130 bpm trainiert wurde (vgl. Tabellen 2 und 3).

Ein Musiktempo über 130 bpm, so zeigen subjektive Eindrücke von Teilnehmern, führt vielfach zum Verlust der Bewegungskontrolle. Bewegungen lassen sich nicht mehr korrekt ausführen und zwangsläufig steigt das Verletzungsrisiko.

Übungsleiter sollten wissen, dass die Richtwerte für das geeignete Musiktempo einer Step-Aerobic-Stunde für den Choreografieteil zwischen 118 und maximal 130 bpm liegen.

Aus den bisherigen Ausführungen hinsichtlich der Frage nach der Angemessenheit der Step-Aerobic als adäquates Ausdauertraining lassen sich nun einige Aspekte zusammenfassen. Eine Steuerung der Beanspruchung des Herz-Kreislauf-Systems kann nachweislich über drei Parameter erfolgen, die Höhe der Stepplattform, die Geschwindigkeit der Musik und die Varianten der Bewegungsausführungen, dies sind Low, Mixed oder High Impact-Ausführungen.

Übungsleiter sollten wissen, dass
- Mixed Impact-Ausführungen höhere Beanspruchungen auslösen als Low Impact-Ausführungen.
- bei steigender Höhe des Steps und mit zunehmender Geschwindigkeit der Musik die Beanspruchungen zunehmen.

- die Stephöhe und die Musikgeschwindigkeit sich gegenseitig ausgleichen: Stephöhen von 15,5 cm, gekoppelt mit einem Musiktempo von 130 bpm, führen zu identischen Beanspruchungsreaktionen wie Stephöhen von 20,5 cm und einer Musikgeschwindigkeit von 120 bpm. Diese Gleichung gilt sowohl für Mixed Impact-Ausführungen als auch für Low Impact-Ausführungen.
- Trainingsempfehlungen für eine bestimmte Konstellation der Parameter Stephöhe, Musiktempo und Ausführungsintensität nur unter Berücksichtigung des Leistungsstands und des Alters von Teilnehmern gegeben werden dürfen.
- für untrainierte und ältere Teilnehmer, aber auch für Einsteiger gilt: niedriger Step, geringes Musiktempo und motorisch wenig komplexe Choreografien in Low Impact-Ausführung.

2.5 Welches sind die gesundheitlichen Risiken eines Steptrainings?

Diese zentrale Frage bezieht sich vorrangig auf die Sorge, dass durch ein exzessives Steptraining die anatomischen Strukturen des Körpers geschädigt werden könnten. Verwiesen wird in diesem Zusammenhang immer wieder auf Studien, die bei Läufern mit großem Trainingsumfang Verletzungen an Füßen, Schienbeinen, Hüften und dem unteren Rücken nachweisen konnten. Die hohen Stoßbelastungen, die beim Laufen auftreten, werden dabei für diesen Umstand verantwortlich gemacht. Hohe Stoßbelastungen treten auch im Aerobicsport, insbesondere bei Bewegungsausführungen im High Impact, auf. Die neuesten Entwicklungen zeigen jedoch erfreulicherweise einen Rückgang dieser Form der Aerobicausübung.

Unter Berücksichtigung dieser Ergebnisse wurden auch die wiederholten Stoßbelastungen beim Herabsteigen von der Stepplattform als gesundheitliches Risiko betrachtet. Um dieser Kritik frühzeitig entgegenzutreten, hat der Sportartikelhersteller Reebok umfangreiche biomedizinische Untersuchungen zu dieser Problematik in Auftrag gegeben. Sie sollten insbesondere nachweisen, welche Kräfte im Verlaufe eines Steptrainings auf Sehnen, Bänder und Gelenke einwirken und welche Konsequenzen für ein sicheres und gesundheitlich unbedenkliches Training gezogen werden können.

Um dem Leser einen kleinen Einblick in diesen Forschungsbereich zu geben, soll an dieser Stelle beispielhaft eine dieser Untersuchungen dargestellt werden. Die Belastung, die während eines Trainings auf die Füße einwirkt, kann mit einem biomechanischen Gerät, der Kraftplatte, gemessen werden. Es handelt sich dabei um eine Metallplatte, an der hochsensible Messvorrichtungen angebracht sind. Gemessen wird sowohl die Belastung auf den Fuß bei der Aufwärtsbewegung als auch die Reibung zwischen Boden und Sohle des Fußes bzw. Schuhs. Während der Bewegungsausführungen können diese Belastungen 100-mal pro Sekunde gemessen und im Computer gespeichert werden. Die nachfolgende Untersuchung sollte Aufschluss darüber geben, wie groß die Stoßbelastung auf den Fuß während der Durchführung eines typischen Basisschritts, des *„Basic Step"*, ist, im Vergleich zu Stoßbelastungen beim Gehen und Laufen.

Acht Personen absolvierten nacheinander folgende Aktivitäten aufeinander folgend zehnmal:

- Gehen über die Metallplatte mit einer Geschwindigkeit von 3 mp/h.
- Laufen über die Metallplatte mit einer Geschwindigkeit von 7 mp/h.
- Wiederholte Ausführung des *„Basic Step"* bei einer Musikgeschwindigkeit von 120 bpm auf einer Plattform in Höhe von 23 cm.

Beschreiben wir zunächst die Belastungsprofile der drei Aktivitätsformen:

Beim Laufen hat der Fuß genau 180 msek. Bodenkontakt, also weniger als 1/5 einer Sekunde. Die Ferse berührt den Boden zuerst für etwa 20 msek. Die ausgeübte Belastung auf den Fuß bei der Aufwärtsbewegung erreicht etwa 3,2-mal das Körpergewicht der Testperson. Danach federt der Läufer die Stöße etwas ab und die Belastung auf den Fuß bei der Aufwärtsbewegung verringert sich um das doppelte Körpergewicht der Person. Beim Gehen zeigen sich charakteristischerweise zwei Belastungsspitzen. Der Maximalwert tritt eine zehntel Sekunde nach dem ersten Bodenkontakt auf und beträgt ca. 1 1/4 des Körpergewichts. Insgesamt berührt der Fuß den Boden sechs Zehntelsekunden.

Auch beim Stepschritt finden wir zwei Belastungsspitzen. Der Maximalwert der Belastung während des ersten Höchstwerts tritt erst eine Zehntelsekunde nach dem ersten Bodenkontakt auf. Die Belastung beträgt dann 1,75 des Körpergewichts. Der Fuß berührt etwa sieben Zehntelsekunden den Boden.

Vergleichen wir nun die drei Aktivitäten:

Die Belastung auf den Fuß bei der Aufwärtsbewegung des Steptrainings ist mit der des Gehens ungefähr gleichzusetzen. Zwar ist der erste Bodenkontakt beim Stepschritt belastender als beim Gehen, die Belastung ist jedoch beträchtlich geringer als beim Laufen. Ein Vergleich der Belastung zwischen Aufwärtsschritten (Step Up) und Abwärtsschritten (Step Down) zeigt, dass Abwärtsschritte (Step Down) grundsätzlich etwas stärker belasten. Sie sind aber mit der Belastung beim Gehen vergleichbar, während die Aufwärtsschritte (Step Up) ein geringeres Belastungsprofil im Vergleich zum Gehen aufweisen.

Vorsicht ist bei den „Propulsion Steps" geboten. Hier verlieren beide Füße kurzfristig Bodenkontakt. Beim Aufkommen auf dem Boden nach Ausübung der Bewegung zeigte die Messplatte eine Stoßbelastung, die dem 2,7fachen des Körpergewichts entsprach.

Und ein letztes wichtiges Ergebnis: Schritte, bei denen der Plattform der Rücken zugekehrt wird, also nach vorn abgestiegen wird, produzieren eine sehr viel höhere Stoßbelastung, als solche, bei denen man wieder zurück oder seitlich herabsteigt.

2.6 Was macht die Attraktivität von Step-Aerobic aus?

Neben den oben ausgeführten körperlichen Trainingseffekten werden insbesondere in den Fitnesssportarten immer wieder die vielfältigen positiven psychischen Effekte betont.

An der Universität Bayreuth wurde erstmals eine Studie zu den psychischen Effekten von Step-Aerobic-Training durchgeführt. 103 Teilnehmer (99 Frauen und 4 Männer) aus acht Fitnessstudios im Alter von 16 bis 53 Jahren nahmen an der Untersuchung teil. Gefragt wurde nach den Auswirkungen des Steptrainings auf das Wohlbefinden (vgl. FRIEDRICH 1995;BREHM 1995).

Die Ergebnisse sind eindeutig.

Die positiven Anteile des Wohlbefindens verbessern sich im Schnitt um 9% und 10%. Konkret bedeutet dies, dass sich die Teilnehmer nach dem Steptraining aktivierter, in gehobenerer Stimmung und ruhiger fühlen. Gleichzeitig reduzieren sich die negativen Stimmungsanteile. Deutlich sinkt beispielsweise die Energielosigkeit um 10% und die Erregtheit um 9%. Nach dem Steptraining fühlen sich die Teilnehmer demnach weniger energielos und erregt, sie fühlen sich weniger besinnlich, deprimiert und ärgerlich.

Die Ergebnisse stimmen mit den Untersuchungen zum Fitnesstraining allgemein gut überein, wobei die Höhe der Veränderung nach dem Steptraining relativ hoch ausgeprägt ist. Dies spricht für eine große psychische Wirksamkeit des Trainings.

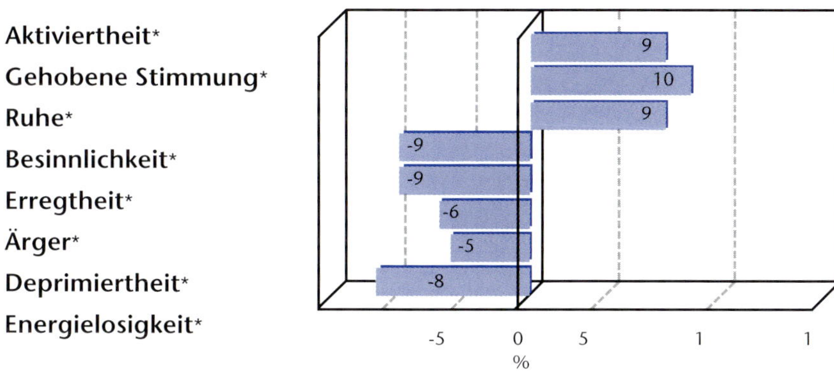

Drei verschiedene Studios, N = 103, *=p< .01

Abb. 10: Wohlbefinden bei Step-Aerobic

Neben diesen deutlichen Stimmungsverbesserungen gibt es weitere Aspekte, die Step-Aerobic zu einer attraktiven Sportaktivität machen.

So sind beispielsweise die grundsätzlichen Bewegungsabläufe der Step-Aerobic motorisch sehr einfach und auch für Einsteiger schnell erlernbar. Durch den Einsatz von Musik und geschickter choreografischer Arbeit des Übungsleiters, des Trainers und des Lehrers besteht hier die Chance, Zielgruppen für ein Bewegungstraining zu aktivieren, die diesem bislang skeptisch oder gar ablehnend gegenüberstehen. Zu denken ist hier besonders an die Gruppe der älteren Menschen, Männer, aber auch Jugendliche und Schüler.

Ein weiterer Vorteil des Steptrainings ist dessen Flexibilität. So können Teilnehmer unterschiedlichen Fitnesslevels in ein und derselben Gruppe trainieren. Die höhenverstellbare Stepplattform macht dies möglich.

3 *Step-Aerobic: Auf die Methode kommt es an!*

3.1 Programmaufbau und Stundenkonzepte

Klassische Step-Aerobic-Stunden folgen von ihrem Aufbau her zwei unterschiedlichen Ablaufmodellen. Je nach Stundenschwerpunkt und Fitnessziel (vgl. Kap. 1) lässt sich ein dreiphasiger oder fünfphasiger Aufbau erkennen. Der Stundenschwerpunkt des dreiphasigen Modells liegt eindeutig auf dem Training der allgemeinen, dynamischen, aeroben Ausdauer, während das Training von Stunden mit fünf Phasen sowohl die Ausdauer, und gezielt darüber hinaus, auch die Kraft anspricht. Die nachfolgenden Tabellen geben einen Überblick über die Inhalte der einzelnen Phasen, die Zeiteinteilung und das für eine Phase empfohlene Musiktempo. In der Literatur, aber auch in der Praxis werden die einzelnen Phasen unterschiedlich bezeichnet. Wir haben uns deshalb bemüht, die jeweils gebräuchlichsten Begriffe zu nennen.

Die Sequenzen des Dreiphasenmodells umfassen:

Aufwärmsequenz	Warm-up
Herz-Kreislauftraining	Kardioteil
Regenerationsphase	Cool down

Die Sequenzen des Fünfphasenmodells umfassen:

Aufwärmphase	Warm-up
Herz-Kreislauf-Training	Kardioteil
Erholungsphase	Walk down
Muskeltraining	Floorworkout
Regenerationsphase	Cool down

Zeit	*Inhalte*	*Ziele*	*Musiktempo*	*Belastungskontrolle*
45 min 60 min				
15 min 15 min	***Aufwärmphase Warm-up***			
	Teil- und Ganzkörperbewegungen mit niedriger und mittlerer Intensität, Isolationsbewegung, wenig komplexe Schrittmuster und Armbewegungen; „pre-stretch": leichte Vordehnung der Muskulatur	Vorbereitung des Körpers, Herz-Kreislauf-Anregung; psychische Einstellung auf die folgende Belastungsphase	128-135 bpm	Puls/HF, subjektives Anstrengungsempfinden
20 min 35 min	***1. Belastungsphase/Herz-Kreislauf-Training/Kardioteil***			
	Steptypische Schrittmuster kombiniert mit unterschiedlichen Armbewegungen Ausrichtung: sportlich-athletisch oder tänzerisch-koordinativ	Verbesserung der Ausdauerleistungsfähigkeit des Herz-Kreislauf-Systems; Schulung der koordinativen Fähigkeiten	118-125 bpm	Puls/HF, Atmung, subjektives Anstrengungsempfinden
10 min 10 min	***Regenerationsphase Cool down***			
	Einfache Schritte, Schrittmuster und Bewegungselemente auf und vor dem Stepgerät, aktive Entspannung durch Dehnung vorwiegend der zur Verkürzung neigenden Muskelgruppen	Herz-Kreislauf-Beruhigung, Verbesserung der Beweglichkeit, Förderung der Regeneration und Entspannung	< 100 bpm	Puls/HF, subjektives Anstrengungsempfinden

Tab. 4: Stundenaufbau in drei Phasen

Zeit	Inhalte	Ziele	Musiktempo	Belastungskontrolle
45 min 60 min				
10 min 10 min	***Aufwärmphase Warm-up*** Teil- und Ganzkörperbewegungen mit niedriger und mittlerer Intensität, Isolationsbewegung, wenig komplexe Schrittmuster und Armbewegungen; „pre-stretch“: leichte Vordehnung der Muskulatur	Vorbereitung des Körpers, Herz-Kreislauf-Anregung; psychische Einstellung auf die folgende 1. Belastungsphase	128-135 bpm	Puls/HF, subjektives Anstrengungsempfinden
10 min 20 min	***1. Belastungsphase/Herz-Kreislauf-Training/Kardioteil*** Steptypische Schrittmuster kombiniert mit unterschiedlichen Armbewegungen. Ausrichtung: sportlich-athletisch oder tänzerisch-koordinativ	Verbesserung der Ausdauerleistungsfähigkeit des Herz-Kreislauf-Systems; Schulung der koordinativen Fähigkeiten	118-125 bpm	Puls/HF, Atmung, subjektives Anstrengungsempfinden
5 min 5 min	***Erholungsphase Walk down*** Einfache Schritte und Schrittmuster vor und auf dem Stepgerät mit geringer Belastungsintensität; Stretching, insbesondere der Beinmuskulatur	Herz-Kreislauf-Beruhigung, Förderung der Entspannungsfähigkeit	120-130 bpm	Puls/HF, subjektives Anstrengungsempfinden
15 min 20 min	***2. Belastungsphase, Muskeltraining, Floorworkout*** Dynamische Kräftigungsübungen vorwiegend für die zur Abschwächung neigenden Muskelgruppen mit und auf dem Stepgerät (Bauchm., Schulter-/Rückenm., Gesäßm., Brustm., Armm.)	Verbesserung der Kraftfähigkeit, insbesondere der Kraftausdauer der Muskulatur	100-125 bpm	Puls/HF, Atmung, subjektives Anstrengungsempfinden
5 min 5 min	***Regenerationsphase Cool down*** Aktive Entspannung durch Dehnung vorwiegend der zur Verkürzung neigenden Muskelgruppen mit anschließenden Lockerungs- und Entspannungsübungen	Herz-Kreislauf-Beruhigung, aktive Regeneration, Förderung der Körperwahrnehmung und Entspannungsfähigkeit	< 100 bpm	Puls/HF, subjektives Anstrengungsempfinden

Tab. 5: Stundenaufbau in fünf Phasen

3.2 Der Aufbau von Choreografien

Step-Aerobic zeichnet sich dadurch aus, dass im Kardioteil – bedingt auch in der Warm-up-Phase – Schritte, Schrittmuster und Armbewegungen zu einer wiederholbaren Bewegungsfolge auf Musik verknüpft werden. Man spricht hier, wie im Tanz, von Bewegungschoreografien oder Kombinationen. Je nach Leistungsstand, Bewegungserfahrung und Vorlieben der Teilnehmer kann der Kardioteil von den Bewegungsfolgen her einfach bis sehr komplex strukturiert sein. Eine solche Strukturleiter haben wir im nachstehenden Schaubild grafisch dargestellt.

Choreografie	besteht aus einer Kombination von vier Blöcken.
Blöcke	bestehen aus zwei und mehr Elementen. Bsp.: L-Pattern + Boxing Arm und Kick Step + Clap Hands
Elemente	bestehen aus einer Kombination aus Schrittmuster und Armbewegung. Bsp.: L-Pattern und Boxing Arm
Schrittmuster	sind aus Bewegungsgrundformen zusammengesetzt Bsp.: V-Step, Turn-Step, L-Pattern
Schritte	sind Bewegungsformen Bsp.: Walk am Platz, Bounce, Tap

Abb. 11: Strukturleiter einer Stepchoreografie im Kardioteil

Choreografien setzen sich aus einzelnen Blöcken zusammen. Andere Autoren benutzen stattdessen den Begriff „Teil". Blöcke wiederum setzen sich aus einzelnen Elementen zusammen, die wiederum aus einer Kombination von Schrittmustern und Armbewegungen bestehen. Ein Schrittmuster beinhaltet die Bewegungsgrundformen gehen, laufen, hüpfen, federn, springen, drehen in deren vielfältigen raum-zeitlichen und dynamischen Ausprägungen. Schritte letztendlich sind das, was die Gymnastik als Bewegungsgrundformen bezeichnet. Entsprechende Beispiele für diese einzelnen Bausteine sind in der Strukturleiter ausgeführt.

Choreografien für Stepeinsteiger oder Anfänger beschränken sich auf die Bausteine Schritte und Schrittmuster bis hin zu Elementen. Zumeist werden zwei bis vier Elemente zu einer Bewegungsabfolge zusammengesetzt (vgl. Stundenbeispiele für Einsteiger).

Mit dem Anwachsen der stepspezifischen Bewegungserfahrung der Teilnehmer verkompliziert sich auch die Choreografie. Schrittmuster und Elemente werden nicht nur in ihrer Bewegungsausführung anspruchsvoller, auch der choreografische Aufbau wird komplexer. In einem Training mit Fortgeschrittenen kommt es nicht selten vor, dass acht und mehr Elemente in zwei bis vier Blöcken zusammengesetzt werden (vgl. Stundenbeispiel Fortgeschrittene).

3.3 Pädagogische Aspekte

3.3.1 Zum Zusammenhang von Musik und Bewegung

Step-Aerobic ist Bewegung auf Musik. Schritte, Schrittmuster und Bewegungselemente werden dem Rhythmus der Musik angepasst. Die Musik strukturiert die Bewegungsabfolgen und bestimmt das Tempo der Bewegungsausführung. Die Kenntnis über den Aufbau von Musikstücken und der angemessene Umgang mit Musik gehört deshalb zum grundlegenden Handwerkszeug der Vermittlung von Step-Aerobic.

Grundzüge der Musikstruktur

Die Geschwindigkeit der Musik wird in Taktschlägen pro Minute gemessen, im Englischen bezeichnet man diese als „beats per minute" (bpm). Der Taktschlag oder Beat – im Deutschen auch Zählzeit genannt – wird von den Rhythmusinstrumenten – Schlagzeug, Percussion – intoniert. Zwischen zwei Taktschlägen liegt der „Off-beat". Beim Steptraining werden die Bewegungsmuster zumeist auf den Taktschlag ausgeführt. Werden die Bewegungen auf die Musik verbal, d.h. stimmlich begleitet, dann werden „Down-beat" (Taktschlag) und „Off-beat" laut gezählt. Der „Off-beat" wird als „und" gezählt. Es geht: „eins – und – zwei – und – drei – ...".

Melodien als Folge von Tönen verschiedener Höhe und Dauer liegen über den Taktschlägen. Moderne Popmusik zeichnet sich vielfach durch einen klar strukturierten Grundrhythmus aus, indem immer acht Taktschläge inhaltlich enger zusammengehören. Jeweils acht zusammengehörige Taktschläge werden als *Phrase* bezeichnet. Der erste Taktschlag dieser Phrase ist betont. Zumeist gehören vier Phrasen inhaltlich enger zusammen, sie bilden dann einen *Musikbogen*.

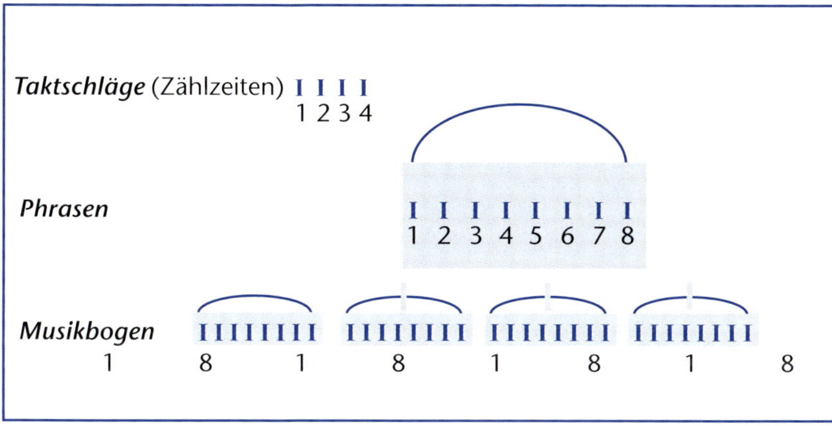

Abb. 12: Grundzüge der Musikstruktur

Musikstruktur und Bewegungsstruktur

Die Musikstruktur hat direkte Konsequenzen für den Aufbau einer Choreografie.

Choreografien	32 Zählzeiten und mehr (max. 128 ZZ)
Blöcke	8 Zählzeiten und mehr (max. 32.ZZ)
Elemente	4 Zählzeiten und mehr
Schrittmuster	4 Zählzeiten
Schritte	1 Zählzeit (ZZ)

Abb. 13: Choreografie und Musik (Strukturleiter)

Analog der Musikstruktur bestehen Choreografien mindestens aus einem Musikbogen, das sind also vier Phrasen (8 Beats) oder insgesamt 32 Taktschläge (Beats oder Zählzeiten). Entsprechend besteht ein Bewegungselement oder ein Schrittmuster mindestens aus vier Zählzeiten (Beats). Wird die Musikstruktur zugrunde gelegt, muss Klarheit darüber herrschen, auf wie viele Taktschläge ein Schrittmuster auszuführen ist. Für die Ausführung eines „Tap Up Tap Down" oder eines

„Jumping Jacks" werden beispielsweise zwei Taktschläge benötigt, für einen „Knee lift Step" oder einen „V-Step" benötigt man hingegen vier Taktschläge. Für eine Einsteigerchoreografie lässt sich dies folgendermaßen umsetzen:

• *2 V-Step*	8 Zählzeiten (ZZ)
• *4 Tap Up Tap Down*	8 ZZ
• *2 Knee-lift Step*	8 ZZ
• *4 Jumping Jack*	8 ZZ
	32 ZZ

Für die Vermittlung von Step-Aerobic ist die Anpassung von Grundschritten, Schrittmustern und Elementen auf den Grundrhythmus von zentraler Bedeutung. Das korrekte Zählen auf die Musik und das Einweisen, sprich, das Einzählen einer Gruppe in die nächste Bewegung, gehört mit zum wichtigsten Handwerkszeug eines Übungsleiters, Trainers oder Lehrers.

Musik und Programmphasen

In den einzelnen Programmphasen verändert sich sowohl die Geschwindigkeit (vgl. Tabelle 6: Musikgeschwindigkeiten) als auch der Charakter der ausgewählten Musik. Voraussetzung bleibt jedoch, dass die Musik in allen Phasen einen eindeutigen 4/4-Rhythmus aufweist. Für das Warm-up empfiehlt sich Musik, die zwar zur Bewegung auffordert, jedoch nicht zu Sprung- oder Hüpfbewegungen anregen sollte.

Eine Steigerung ist im Kardioteil erwünscht, hier kann je nach Klientel die Musik durchaus antreibenden Charakter haben. Im sich anschließenden Walk Down empfiehlt sich Musik, die zwar von der Geschwindigkeit an das Warm-up anlehnt, von ihrem Charakter jedoch eher den Entspannungsaspekt betonen sollte. Eine klare Struktur ist im Floorwork gefordert.

Für das Cool down, das eine Stunde abschließt, sollte ruhige Musik ausgewählt werden. Die Lautstärke ist zu drosseln, denn Musik bildet hier lediglich den Hintergrund für die Regeneration und Entspannung.

Grundsätzlich gilt, dass sich die Auswahl von Musik in erster Linie nach den Bedürfnissen der Teilnehmer richten sollte.

Aufwärmphase	*Warm-up*	128-135 bpm
Herz-Kreislauf-Training	*Kardioteil*	118-125 bpm
Erholungsphase	*Walk down*	120-130 bpm
Muskeltraining	*Floorworkout*	100-125 bpm
Regenerationsphase	*Cool down*	< 100 bpm

Tab. 6: Musikgeschwindigkeiten

3.3.2 Lehr- und Vermittlungsmethoden

Inhaltlich werden in der Kardiophase der Step-Aerobic Schrittkombinationen oder Bewegungschoreografien vermittelt. Schrittkombinationen gestalten somit die Phase interessant und während des Erlernens der Schritte und Schrittmuster wird gleichzeitig das Herz-Kreislauf-System trainiert. Am Ende dieser Phase steht eine fertige Schrittkombination, die, je nach Leistungsstand der Teilnehmer, aus 2-8 Schrittmustern besteht, die auf 32-64 ZZ ausgeführt wird.

Die Notwendigkeit von Vermittlungsmethoden ergibt sich aus einer doppelten Perspektive: Für ein aerobes Ausdauertraining muss die Herzfrequenz konstant erhöht bleiben. Dies kann nur durch einen permanenten Bewegungsfluss ohne unterbrechende Pausen gewährleistet werden. Für das Steptraining bedeutet dies, dass Schrittmuster und Bewegungsfolgen kontinuierlich aneinander zu reihen sind.

Es muss darüber hinaus jedoch auch berücksichtigt werden, dass die Teilnehmer die unterschiedlichen Bewegungselemente planmäßig und spaßvoll rekonstruieren, sprich, erlernen. Um beiden Anforderungen gerecht zu werden, haben sich zwei grundsätzliche methodische Vorgehensweisen durchgesetzt:

- außenformale Methoden
- binnenformale Methoden

Mittels außenformaler Methoden wird die Abfolge einer Choreografie erarbeitet. Binnenformale Methoden regeln die Wiederholungen eines Bewegungsmusters oder Bewegungselements.

3.3.2.1 Außenformale Methoden

Grundsätzlich gilt, dass die Auswahl und Anwendung einer spezifischen Lehrmethode vom Stundenziel und von der Zielgruppe abhängig ist. Um beispielsweise Einsteigern das Training zu erleichtern und Überforderungen vorzubeugen, kann das Arbeiten ohne feste Schrittkombination angezeigt sein. In der *„Freestyle"*-Methode wiederholen sich Schrittmuster ohne feste Reihenfolge.

In der choreografischen Arbeit haben sich in der Praxis insbesondere zwei Methoden durchgesetzt: Die *„Add on"*-Methode und die *„Link"*-Methode. Beide Vorgehensweisen sollen kurz erläutert werden. In der „Add on"-Methode wird jede neue Bewegung einzeln vorgestellt und geübt, bevor diese dann an die zuvor ausgeführten Bewegungen angehängt wird:

- Bewegung A vorstellen
- Bewegung B vorstellen
- Bewegung A und B verbinden
- Bewegung C vorstellen
- Bewegung A, B und C verbinden
- Bewegung D vorstellen
- Bewegung A, B, C und D verbinden

In der „Link"-Methode werden jeweils zwei Bewegungen vorgestellt und geübt und bilden ein erstes Kettenglied. Danach werden zwei weitere Bewegungen zu einem zweiten Kettenglied miteinander verknüpft, bevor die Glieder dieser Kette miteinander verbunden werden:

- Bewegung A vorstellen
- Bewegung B vorstellen
- Bewegung A und B verbinden
- Bewegung C vorstellen
- Bewegung D vorstellen
- Bewegung C und D verbinden
- Bewegung A und B sowie Bewegung C und D verbinden.

3.3.2.2 Binnenformale Methoden

Binnenformal betrachtet, muss überlegt werden, mit welcher Wiederholungszahl die Elemente in der oben beschriebenen Reihenfolge einander zugeordnet werden sollen. Wir haben einige solcher Möglichkeiten ausgewählt und mit Praxisbeispielen unterlegt.

Methode: Blockaufbau

Bewegung A wird 8 x wiederholt Bewegung B wird 8 x wiederholt	8 x (A+B)
Bewegung A wird 4 x wiederholt Bewegung B wird 4 x wiederholt Bewegung A wird 4 x wiederholt Bewegung B wird 4 x wiederholt	4 x (A +B) und 4 x (A +B)
Bewegung A wird 2 x wiederholt Bewegung B wird 2 x wiederholt Bewegung A wird 2 x wiederholt Bewegung B wird 2 x wiederholt Bewegung A wird 2 x wiederholt Bewegung B wird 2 x wiederholt Bewegung A wird 2 x wiederholt Bewegung B wird 2 x wiederholt	2 x (A +B) und 2 x (A +B) und 2 x (A +B) und 2 x (A +B)

Beispiel: Knee-lift Step (Bewegung A)/ V-Step (Bewegung B)

• Knee-lift Step	8 x hintereinander
• V-Step	8 x hintereinander
• Knee-lift Step	4 x hintereinander
• V-Step	4 x hintereinander
• Knee-lift Step	4 x hintereinander
• V-Step	4 x hintereinander
• Knee-lift Step	2 x hintereinander
• V-Step	2 x hintereinander
• Knee-lift Step	2 x hintereinander
• V-Step	2 x hintereinander
• Knee-lift Step	2 x hintereinander
• V-Step	2 x hintereinander
• Knee-lift Step	2 x hintereinander
• V-Step	2 x hintereinander

Methode: gekippte Pyramide

Bewegung A wird 8 x wiederholt
Bewegung B wird 8 x wiederholt
Bewegung A wird 4 x wiederholt
Bewegung B wird 4 x wiederholt
Bewegung A wird 2 x wiederholt
Bewegung B wird 2 x wiederholt
Bewegung A wird 1 x wiederholt
Bewegung B wird 1 x wiederholt
Bewegung A wird 1 x wiederholt
Bewegung B wird 1 x wiederholt

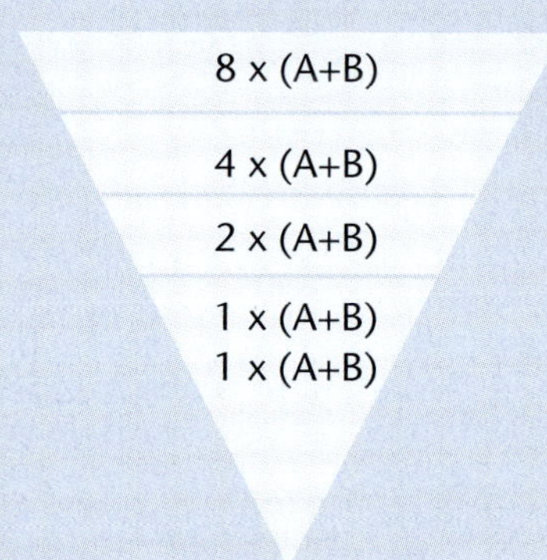

Beispiel: Turn Step (Bewegung A)/ Up and Over (Bewegung B)

• Turn Step	8 x hintereinander
• Up and Over	8 x hintereinander
• Turn Step	4 x hintereinander
• Up and Over	4 x hintereinander
• Turn Step	2 x hintereinander
• Up and Over	2 x hintereinander
• Turn Step	1 x hintereinander
• Up and Over	1 x hintereinander
• Turn Step	1 x hintereinander
• Up and Over	1 x hintereinander
	32 ZZ

Methode: variierter Pyramidenbau (Alternative 1)

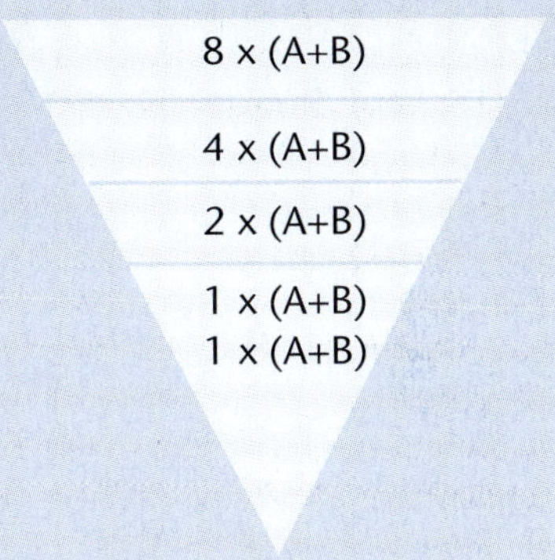

Bewegung A wird 8 x wiederholt
Bewegung B wird 8 x wiederholt
Bewegung A wird 4 x wiederholt
Bewegung B wird 4 x wiederholt
Bewegung A wird 2 x wiederholt
Bewegung B wird 2 x wiederholt
Bewegung A wird 1 x wiederholt
Bewegung B wird 1 x wiederholt
Bewegung A wird 1 x wiederholt
Bewegung B wird 1 x wiederholt
Bewegung A wird 8 x wiederholt
Bewegung B wird 8 x wiederholt
Bewegung A wird 4 x wiederholt
Bewegung B wird 4 x wiederholt
Bewegung A wird 2 x wiederholt
Bewegung B wird 2 x wiederholt
Bewegung A wird 1 x wiederholt
Bewegung B wird 1 x wiederholt
Bewegung A wird 1 x wiederholt
Bewegung B wird 1 x wiederholt

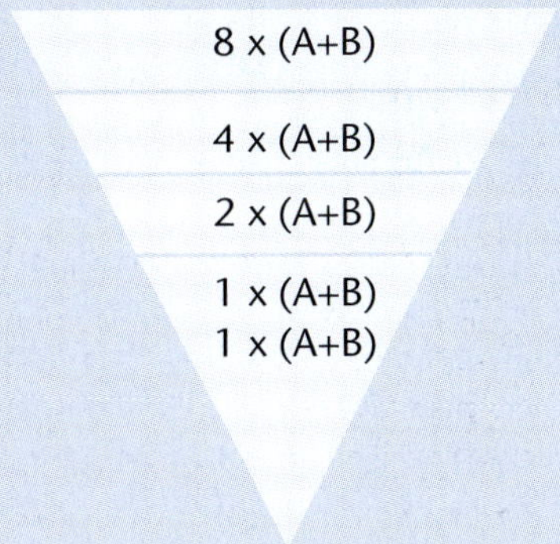

Methode: variierter Pyramidenbau (Alternative 2)

Bewegung A wird 8 x wiederholt
Bewegung B wird 8 x wiederholt
Bewegung A wird 4 x wiederholt
Bewegung B wird 4 x wiederholt
Bewegung A wird 2 x wiederholt
Bewegung B wird 2 x wiederholt
Bewegung A wird 1 x wiederholt
Bewegung B wird 1 x wiederholt
Bewegung A wird 1 x wiederholt
Bewegung B wird 1 x wiederholt
Bewegung A wird 1 x wiederholt
Bewegung B wird 1 x wiederholt
Bewegung A wird 1 x wiederholt
Bewegung B wird 1 x wiederholt
Bewegung A wird 2 x wiederholt
Bewegung B wird 2 x wiederholt
Bewegung A wird 4 x wiederholt
Bewegung B wird 4 x wiederholt
Bewegung A wird 8 x wiederholt
Bewegung B wird 8 x wiederholt

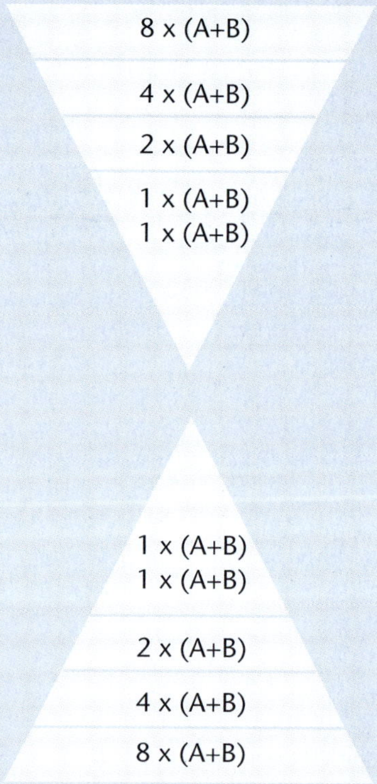

Darüber hinaus sollten aus didaktischer Perspektive weitere Gesichtspunkte berücksichtigt werden.

Die einzelnen Schritte, Schrittmuster und Elemente werden immer zunächst im langsamen Tempo eingeführt. Erst dann wird das Tempo erhöht und die Bewegungsausführung an die Musikgeschwindigkeit angepasst. Das Prinzip der „sukzessiven Reihung" gilt auch beim Erlernen komplexer Bewegungselemente. Hier werden zuerst die Schrittmuster erarbeitet. Wenn die Beinarbeit beherrscht wird, werden die Armbewegungen hinzugenommen. Koordinativ anspruchsvollere Armbewegungen und -kombinationen werden ebenfalls isoliert, also ohne Beinbewegungen erlernt. Erst wenn die Einzelbewegung beherrscht wird, wird kombiniert. Diese Aussage entspricht den grundsätzlichen Prinzipien des motorischen Lernens: vom Einfachen zum Komplexen, vom Bekannten zum Unbekannten und vom Leichten zum Schweren.

3.3.2.3 Cueing

Für eine effektive Steuerung des Lernprozesses einer Stepchoreografie ist der Übungsleiter, Trainer und Lehrer neben der Verbalisation (vgl. z.B. das Einzählen) auf seine Körpersprache angewiesen. Ein entsprechendes Agieren wird in Fachkreisen „Cueing" genannt. „Cueing" wird abgeleitet von dem englischen Wort „cue", was so viel wie Hinweis bedeutet. Mit Cueing bezeichnet man in der Step-Aerobic verbale und nonverbale Hilfsmittel, die vom Übungsleiter gezielt für den reibungslosen Ablauf einer Trainingseinheit eingesetzt werden. Verbale Cueings werden laut angesagt. Hierzu zählen Richtungsangaben oder Zeitangaben, beispielsweise „noch zwei V-Steps, noch ein V-Step", oder „nächster Schritt nach rechts".

Nonverbales Cueing umfasst optische Hinweise, wie Handzeichen, Körpersprache und den „Visual Preview" Ein Visual Preview ist das Vormachen eines komplexen Bewegungselements durch den Übungsleiter während die Teilnehmer zuschauen, dabei aber in Bewegung bleiben.

Im Allgemeinen ergänzen sich verbales und nonverbales Cueing. So wird beispielsweise beim Zählen „noch vier, noch drei..." gleichzeitig das entsprechende Handzeichen eingesetzt.

Die Wichtigsten dieser Handzeichen werden durch die nachfolgenden Abbildungen erläutert.

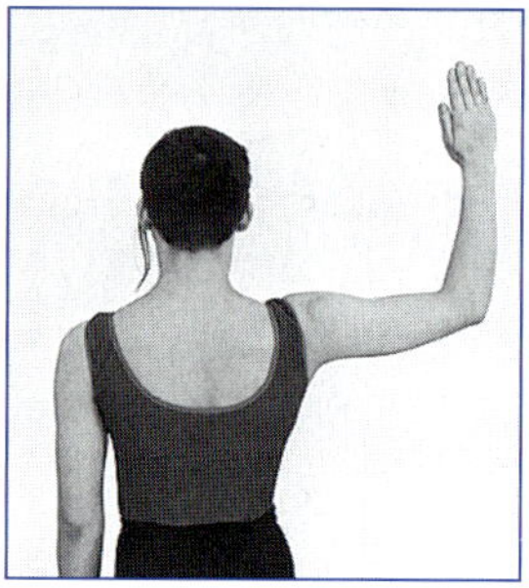

Halt

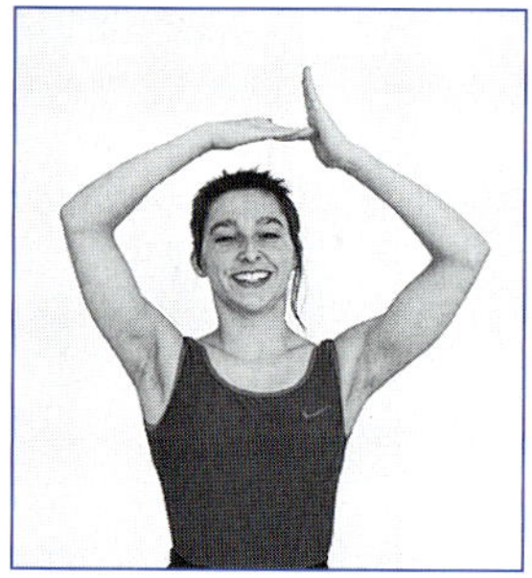

Von Anfang an

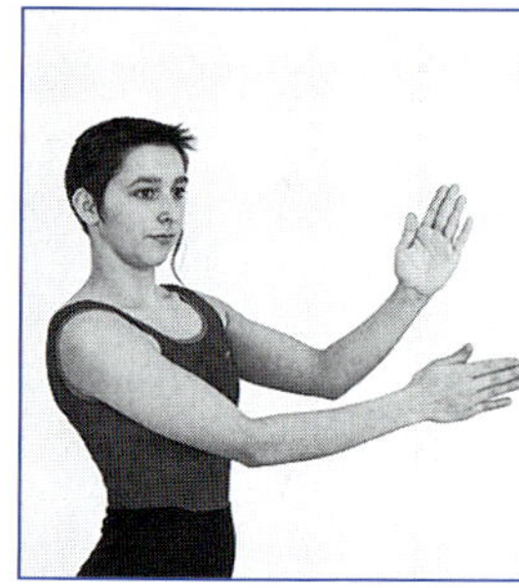

Walk

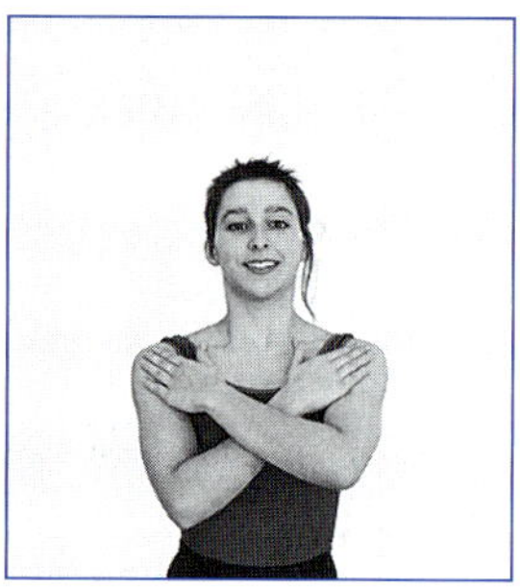

Arme dazunehmen

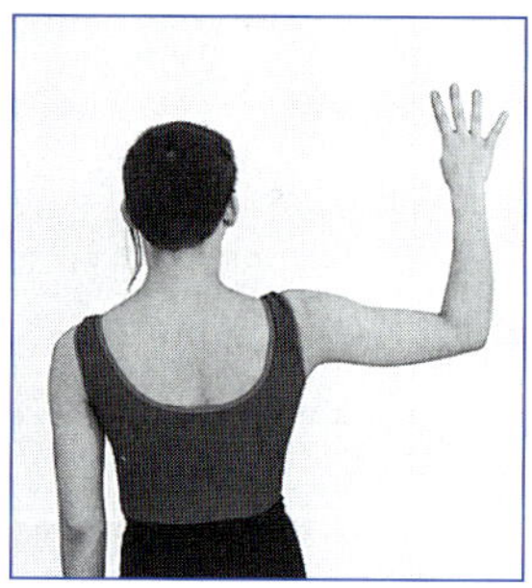

Noch vier

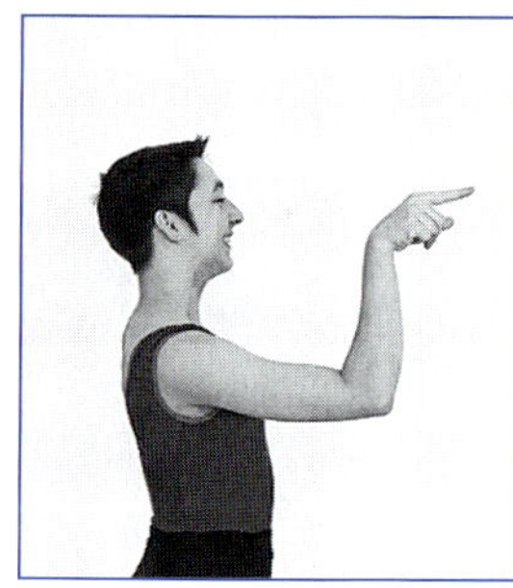

Nach vorn

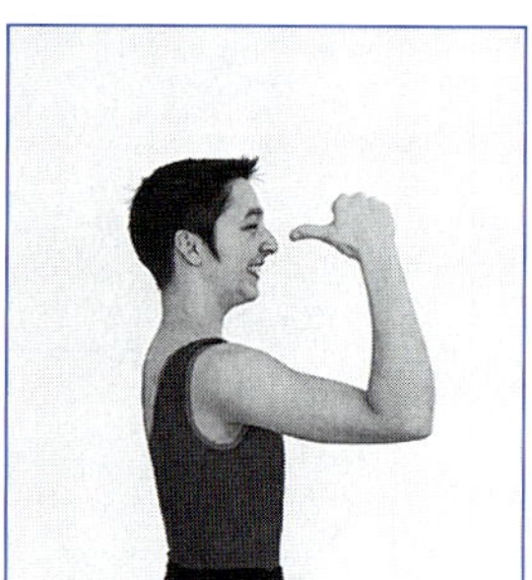

Nach hinten

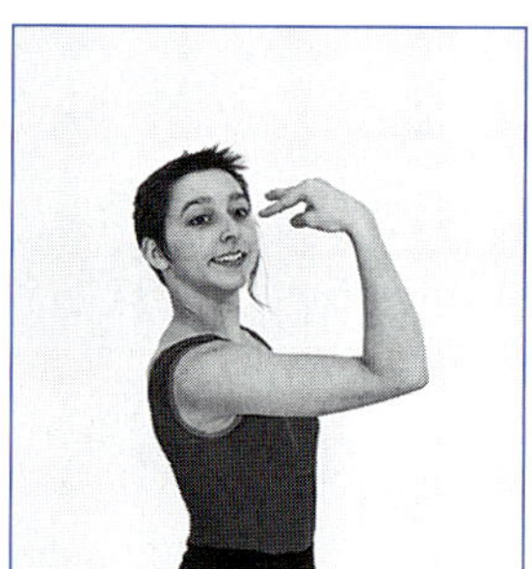

Nur zuschauen

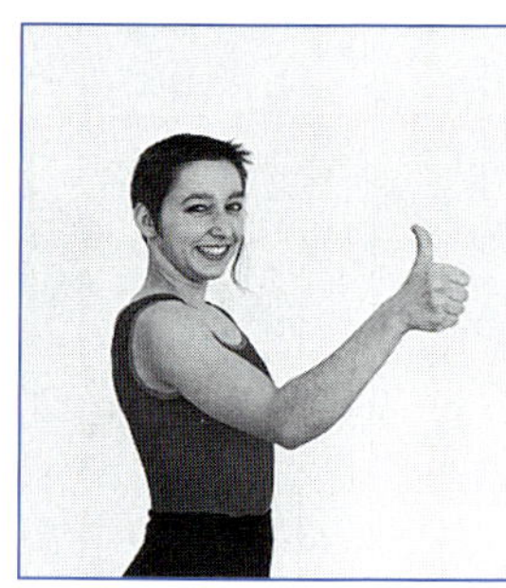

Gut gemacht!

Neben diesen methodisch sehr geschlossenen Vermittlungsmethoden, die immer dann zum Tragen kommen, wenn ein klassisches Step-Aerobic-Training durchgeführt wird, kann, je nach Stundenziel, aber auch mit offenen Formen gearbeitet werden. Eine Möglichkeit, die sich insbesondere im Vereinsrahmen oder in der Schule anbietet, ist das Arbeiten mit offenen Aufgabenstellungen. Hier wird lediglich eine Bewegungsaufgabe formuliert, die dann in Eigenregie und explorativ von den Teilnehmern zu lösen ist. Für ein Warm-up bedeutet ein solches Vorgehen beispielsweise: „Bewegen Sie sich auf Musik um die Stepgeräte und finden Sie Möglichkeiten, den Step zu überqueren." Den Teilnehmern wird damit Raum für das Einbringen eigener Bewegungseinfälle gegeben. In der Schule können solche Explorationsphasen angezeigt sein, wenn es darum geht, selbstständig eigene Choreografien zu entwickeln. Die Aufgabe könnte dabei folgendermaßen formuliert werden: „Versucht, vier unterschiedliche Bewegungselemente auf 32 ZZ zu verbinden."

3.4 Der Einsatz des Stepgeräts

Aufstellung des Stepgeräts im Raum

Als klassische Aufstellungsform der Stepgeräte im Raum während einer Trainingsstunde hat sich die Blockaufstellung durchgesetzt. Hier werden die Steps nebeneinander aufgebaut, die nachfolgende Reihe wird auf Lücke platziert.

Diese Aufstellungsform hat einige Vorteile:

- Die Sicht auf den Übungsleiter ist gewährt.
- Die Teilnehmer behindern sich nicht gegenseitig.
- Die Teilnehmer haben klare Orientierungspunkte.
- Es ist möglich, auf kleinem Raum mit mehreren Personen zu trainieren.

Darüber hinaus sind jedoch unter kreativen und gestalterischen Gesichtspunkten eine ganze Reihe weiterer Aufstellungsformen denkbar, wie die folgenden Abbildungen zeigen.

- *Double Step-Formationen*

Parallelaufstellung

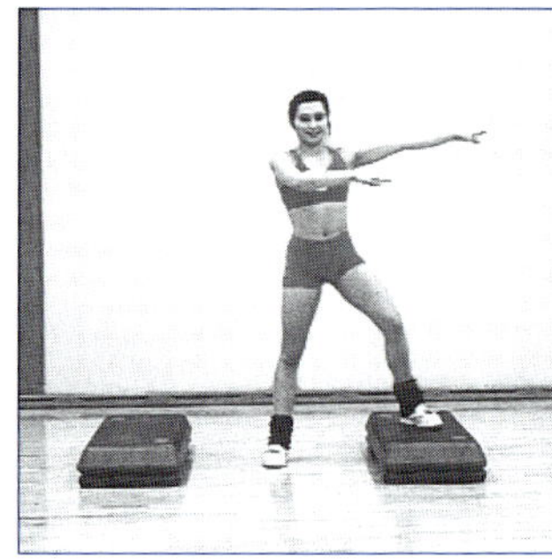

V-Aufstellung

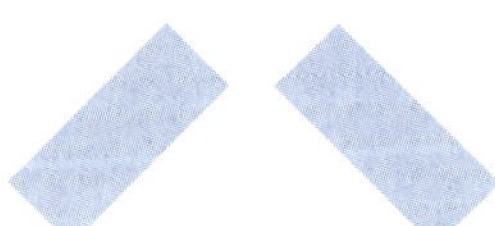

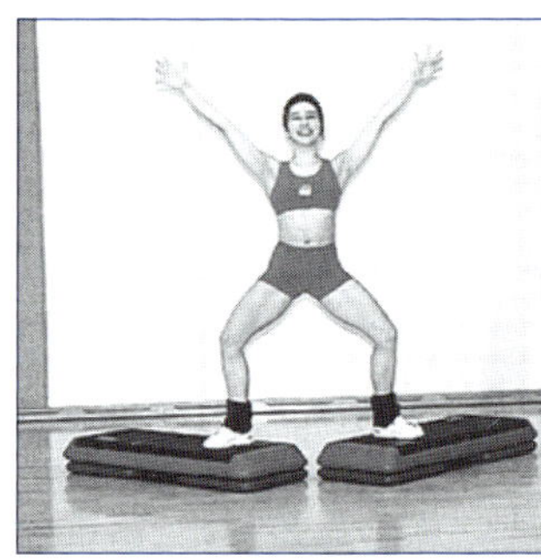

T-Aufstellung

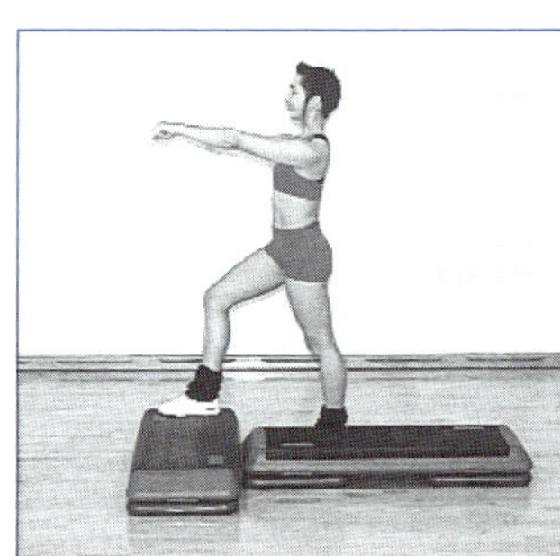

• *Gruppenformation: Kreis, Reihe und V-Form*

Kreisaufstellung

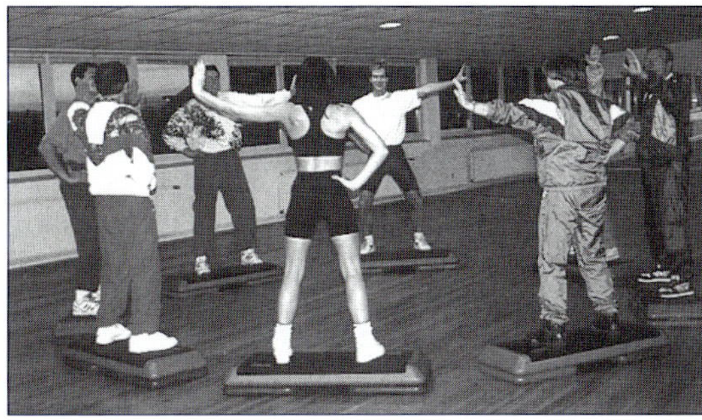

Reihenaufstellung

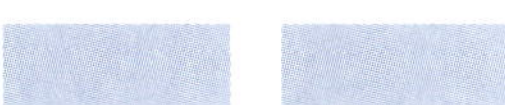

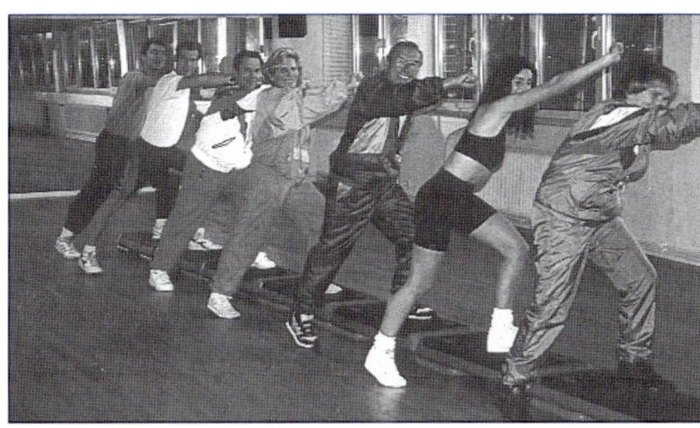

V-Aufstellung

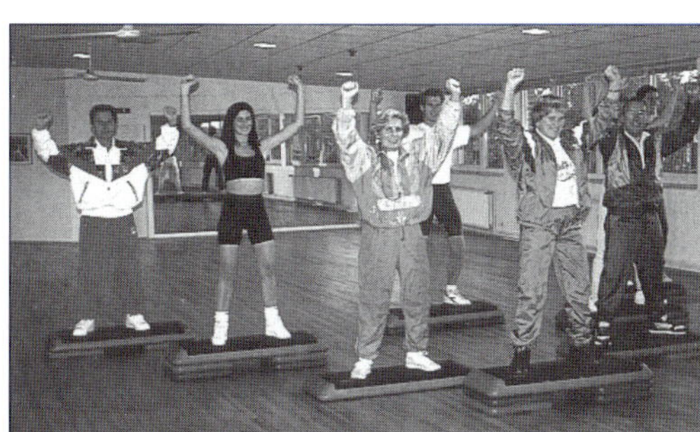

Aufbau und Verwendung des Stepgeräts

Für das Stepausdauertraining werden an beiden Seiten des Steps die gleiche Anzahl von Supports verwendet. Im Rahmen des Muskelkrafttrainings, d.h. im Floorworkout, wird mit und am Stepgerät im Sitzen oder Liegen gearbeitet. Hier besteht die Möglichkeit, die Seiten des Steps unterschiedlich hoch aufzustellen, sodass eine schräge Plattform entsteht.

Findigen Übungsleitern und Trainern bieten ferner die Supports oder die Plattform allein interessante Bewegungsmöglichkeiten. Einige Beispiele finden sich in den nachfolgenden Kapiteln.

Schuhe

Step-Aerobic wird in Sportschuhen durchgeführt. Auf keinen Fall sollten Teilnehmer und Schüler barfuß oder mit leichten Gymnastikschuhen ein Training absolvieren. Die Auswahl eines geeigneten Trainingsschuhs ist ein wichtiges Kriterium, um das Verletzungsrisiko bei Step-Aerobic auf ein Minimum zu reduzieren. Beim Kauf eines angemessenen Schuhs sollte auf folgende Eigenschaften geachtet werden:

- Gute Stoßdämpfung im Vorderfußbereich.
- Gegebenenfalls Fersenerhöhung (Entlastung der Achillessehne).
- Rutschfeste Schuhsohle.
- Feste Schnürung zur Stabilisierung des Fußes.
- Atmungsaktiv und leichte, bequeme Passform (vgl. auch DTB 1994, 11).

4 Inhalte und Techniken der Step-Aerobic

4.1 Die gute Körperhaltung

Eine gute Körperhaltung während des Steptrainings ist wichtig, um Fehlhaltungen zu vermeiden und Verletzungen vorzubeugen. An einer anatomisch und physiologisch guten Körperhaltung kann man bewusst arbeiten. Auf folgende Aspekte sollte dabei geachtet werden:

- Die Beine stehen etwa hüftbreit auseinander und leicht nach außen gedreht.
- Die Knie sind über den Füßen ausgerichtet (Knie-Fuß-Einstellung).
- Die Beine sind immer leicht gebeugt, sodass sich das Becken gut aufrichten kann.
- Das Brustbein ist angehoben, die Schulterblätter werden rück und tief gehalten und die Halswirbelsäule ist gestreckt.

4.2 Die richtige Steptechnik

Auch eine gute Schritttechnik hilft, das Verletzungsrisiko zu mindern und erhöht die Sicherheit am Step. Wodurch zeichnet sich eine gute Bewegungsausführung aus?

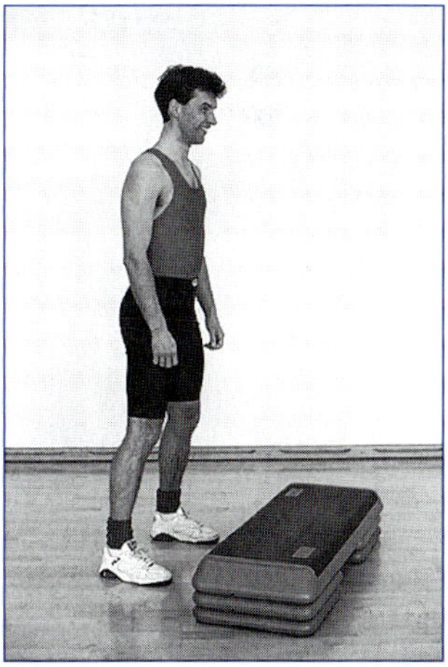

Ausgangsposition und korrekt aufgebauter Step

Bevor Sie mit dem Steptraining beginnen, versichern Sie sich, dass das Stepgerät den Sicherheitsvorkehrungen entspricht. Stepgeräte, die Supports besitzen, müssen eingerastet sein. Die Plattform darf nicht seitlich überstehen.

Halten Sie immer ein Handtuch bereit, um Schweiß von der Plattform zu wischen. Versuchen Sie, möglichst einen Abstand von 20 cm zum Gerät einzuhalten. Der Spiegel wird dazu genutzt, kontinuierlichen Blickkontakt mit der Plattform zu halten.

Der Fuß wird beim Hinaufsteigen mittig auf die Plattform gesetzt, die ganze Fußsohle wird aufgesetzt. Wichtig ist, dass sich auch jetzt wieder die Knie über dem Fußgelenk befinden. Der gesamte Körper ist beim Steptraining leicht vorgeneigt, die Rumpfmuskulatur ist fest angespannt, der gesamte Körper wird von der Fußsohle aus nach vorn gegen den Step gelehnt.

Beim Herabsteigen wird zuerst der Ballen aufgesetzt, danach wird die Ferse auf den Boden gepresst. Dies geschieht möglichst nah am Gerät.

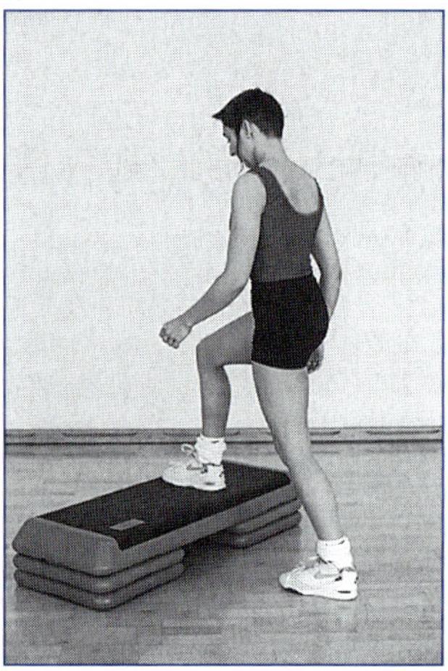

Steptechnik rauf

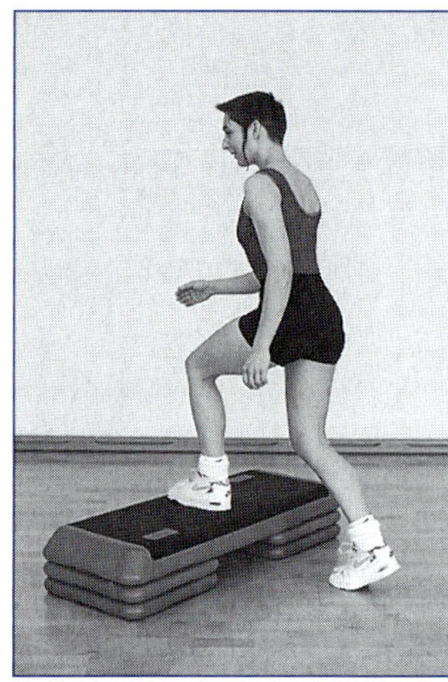

Steptechnik runter

4.3 Die häufigsten Fehler

- Es sollte niemals rückseitig auf das Stepgerät hinauf- bzw. herabgestiegen werden.
- Der Fußballen oder die Fußferse darf nie über den Steprand kommen.
- Auch während der Ausführung von Schritten sollten die Beine leicht gebeugt sein. Eine Beugung des bewegungsführenden Beins über 90° ist zu vermeiden. Vermieden werden sollten insgesamt Überstreckungen der Gelenke, dies betrifft insbesondere die Wirbelsäule. Kleinere Teilnehmer sollten gegebenenfalls die Stephöhe verringern.
- Drehbewegungen auf dem Bein, das das Körpergewicht trägt, sind zu vermeiden (vgl. FOX 1991; REEBOK MANUAL 1990).

Übungsleiter und Trainer sollten ihre Teilnehmer immer wieder auf Körperhaltung und die richtige Bewegungsausführung beim Steptraining hinweisen.

Rückengerechtes Heben und Tragen des Stepgerätes

Auch beim Auf- und Abbauen des Stepgerätes ist auf eine rücken- und gelenkschonende Körperhaltung zu achten.

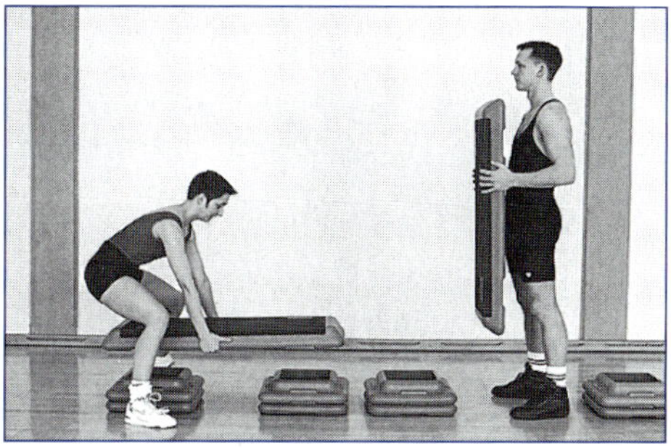

Rückengerechtes Heben und Tragen

4.4 Kleine Vokabelkunde

Da Step-Aerobic aus den USA kommt, hat sich eine Trainingssprache mit englischen Fachbegriffen entwickelt. Eine deutsche Übersetzung ist direkt oft nicht möglich, vielfach auch wenig prägnant. In der Bewegungspraxis haben sich die englischen Fachbegriffe durchgesetzt. Auch in diesem Buch verwenden wir englische Begriffe. Für viele Übungsleiter, Trainer und Lehrer heißt es deshalb erst einmal: „Vokabeln lernen".

Was bedeutet eigentlich ...?

Step Up:	Aufsteigen auf den Step mit einem Fuß
Step Down:	Herabsteigen vom Step mit einem Fuß
Step:	Schritt
Tap:	Auftippen des Ballens in Standbeinnähe mit anschließendem Wechsel des bewegungsführenden Beins
Touch:	Standbeinfernes Auftippen des Ballens
re oder Right Side:	Rechts oder rechte Seite
li oder Left Side:	Links oder linke Seite
Walk/March:	Gehen am Ort
Walk in:	Gehen in der 1. Position parallel
Walk out:	Gehen in der 2. Position parallel
Bounce:	Federn

Jump:	Sprung/springen
Plié:	Geführtes Beugen und Strecken der Kniegelenke
Relevé:	Ballenstand
Step Touch:	Seitschritt eines Fußes mit Heransetzen des anderen Fußes auf 2 Zählzeiten (ZZ)
Double Side Step:	Zwei Seitschritte auf 4 ZZ
Grapevine:	Seitschritt mit re, links kreuzt hinter re, Seitschritt mit re und tap mit li (4 ZZ)
Side to Side/ Plié Touch:	Aus der zweiten Position auswärts über das Plié in die Streckung mit Belastung eines Beins, dann Seitenwechsel (4 ZZ)
Hop Scotch:	Aus der zweiten Position auswärts wird im Wechsel der re und li Unterschenkel angewinkelt (= Beincurl)
Squat:	Seitlicher Ausfallschritt auf 2 ZZ
Jumping Jack:	Aus der ersten Position parallel in die zweite Position auswärts springen und zurück in die erste Position parallel springen (2 ZZ)
180° Turn Jump:	Sprung aus der Schrittstellung um 180°
Lunge Back:	Aus der ersten Position parallel im Wechsel das rechte und linke Bein nach hinten setzen und zurück an das Standbein führen (4 ZZ)
Lunge Side:	Aus der ersten Position parallel das rechte und linke Bein auswärts setzen und an das Standbein zurückführen (4 ZZ)
Pas de Bourreé:	Seitwärtsschritt rechts mit re Fuß, Seitrückschritt auf Ballen nach hinten rechts mit linkem Fuß, rechter Fuß Schritt vor seitwärts (ZZ: 1 und 2)
Repeater:	Drei- oder fünfmalige Wiederholungen einer Bewegung innerhalb eines Zeitraums von zwei oder drei Takten
Propulsion:	Intensitätssteigerung einer Bewegung (z.B. eingesprungener Schritt)
Pattern:	Schrittmuster oder -formen
Transitions:	Übergänge
Bridge:	Übergang von einem Stepende zum anderen mit zwei Schritten
Shake the Body:	Schulterschütteln bei vorgeneigtem Oberkörper

4.5 Ausgangspositionen und Standpositionen

Step-Aerobic kennt unterschiedliche Ausgangspositionen, aus denen heraus Stepchoreografien begonnen werden können. Die bevorzugte Standortposition ist dabei frontal vor dem Step stehend (from the Front). Ein klassisches Warm-up wird beispielsweise immer aus dieser Position begonnen.

From the Front:

Von vorn (bezieht sich auf die lange Seite des Stepgeräts).

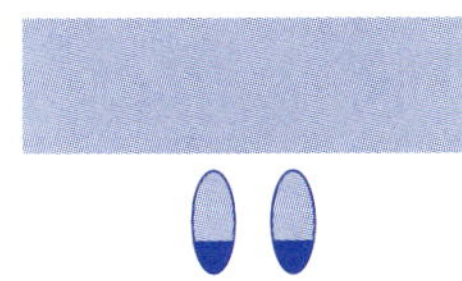

From the Side:

Seitlich herauf- bzw. herabsteigen (bezieht sich auf links- oder rechtsschultrige Ausrichtung zum Step).

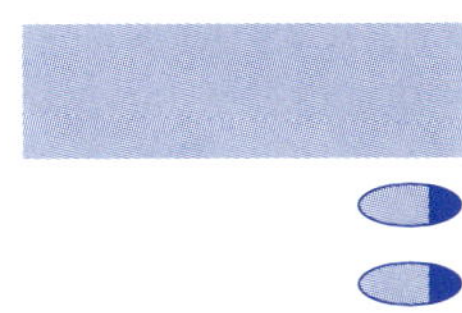

From the End:

Vom Ende des Stepgeräts ausgehend.

From the Top:

Von oben.

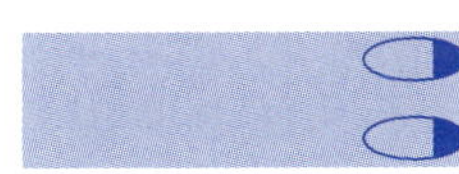

From Astride:

Aus der Grätschstellung.

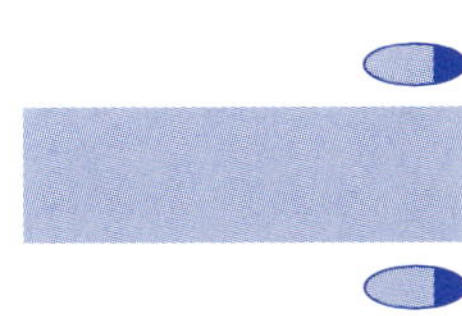

Beside the End:

Seitlich neben einem Ende des Stepgeräts.

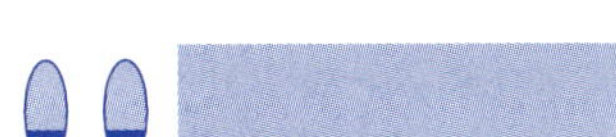

Standpositionen

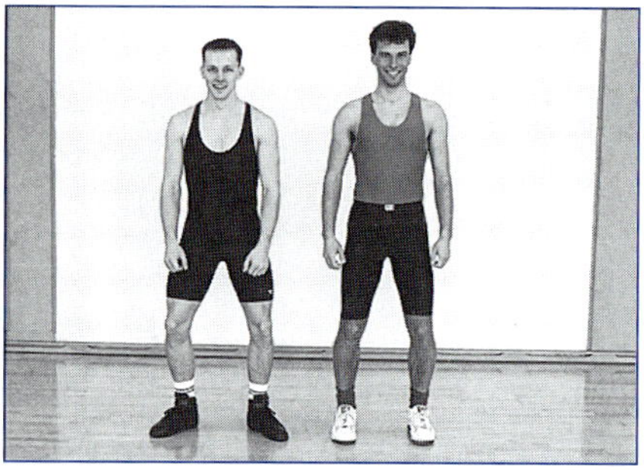

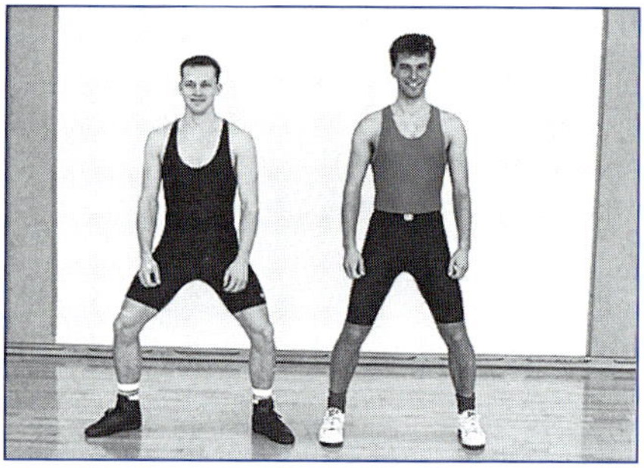

1. Pos. parallel
1. Pos. auswärts

2. Pos. parallel
2. Pos. auswärts

Die folgenden Erläuterungen und Auflistungen der Basisschritte, Schrittmuster und Armbewegungen sollen auf verständliche und in sich aufbauender Weise dem Leser dargestellt werden. Schätzungen entsprechend, gibt es mittlerweile 250 unterschiedliche Schrittvariationen und der Kreativität von Übungsleitern, Trainern und Instruktoren sind keine Grenzen gesetzt. Das vorliegende Material stellt eine schwerpunktmäßige Auswahl dar und berücksichtigt besonders jene Schrittmuster und Armbewegungen, die sehr häufig verwendet werden.

4.6 Basisschritte

Die Schritte *„Basic Step"* (das ist der *„Single Lead Leg"*) und *„Alternating Step"* können als Basisschritte bezeichnet werden. Aus diesen beiden Schritten setzen sich alle weiteren Schrittmuster zusammen. Ein kompletter Basisschritt besteht aus vier Einzelschritten, die auf 4 ZZ durchgeführt werden.

Am Beispiel des Basisschritts, des *„Basic Step"*, bedeutet das:

Step re Up (1), Step li Up (2), Step re Down (3), Step li Down (4). Hierbei führt immer dasselbe Bein die Bewegung an.

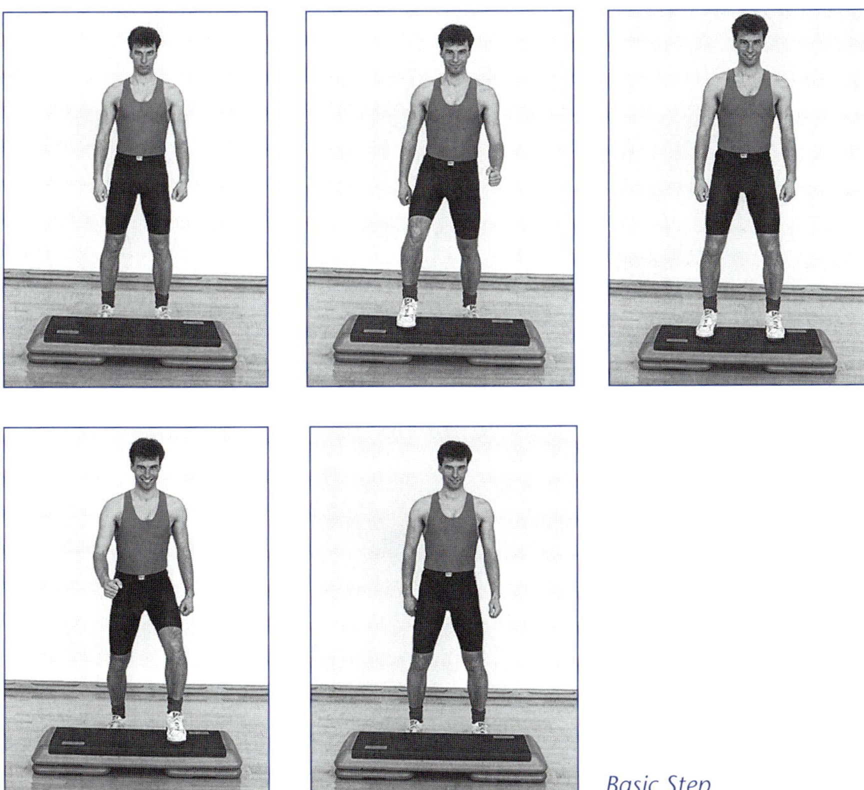

Basic Step

Für den „Alternating Step" heißt das: Step re Up (1), Tap li Up (2), Step li Down (3), Step re Down (4) oder Step re Up (1), Step li Up (2), Step re Down (3), Tap li Down (4). Dadurch wechselt das bewegungsführende Bein auf „Tap Up" oder auf „Tap Down", auf den ZZ 2 bzw. 4.

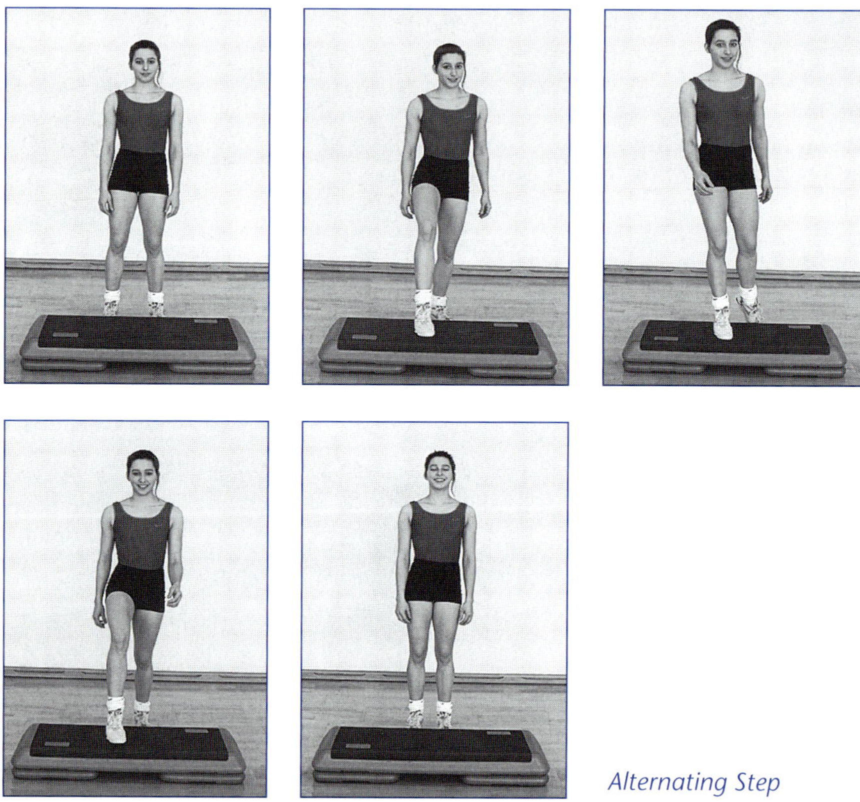

Alternating Step

Aus diesen Basisschritten lassen sich grundsätzlich alle weiteren Schrittmuster oder Schrittvariationen ableiten. Bevor diese Variationen ausführlich beschrieben werden, vorab eine kurze Beschreibung und Erläuterung jener Beinbewegungen, die mittlerweile zum Basisrepertoire bzw. zu den Bewegungsgrundtechniken von Aerobicstunden zählen. Alle diese Bewegungen lassen sich aus dem „Tap" entwickeln:

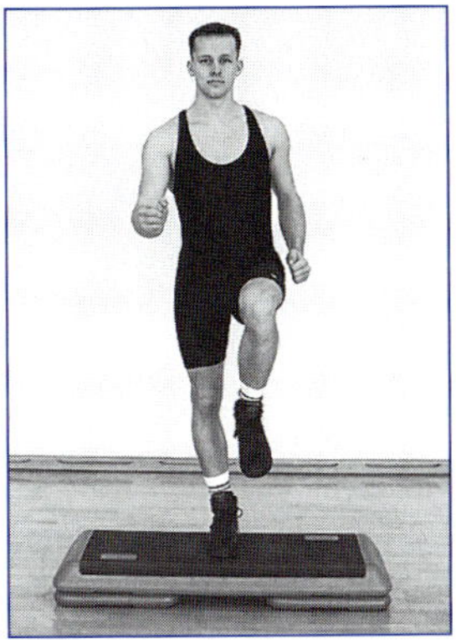

Knee up oder Knee-lift:
Knie hochheben, maximal zu einem 90°-Winkel im Hüftgelenk.

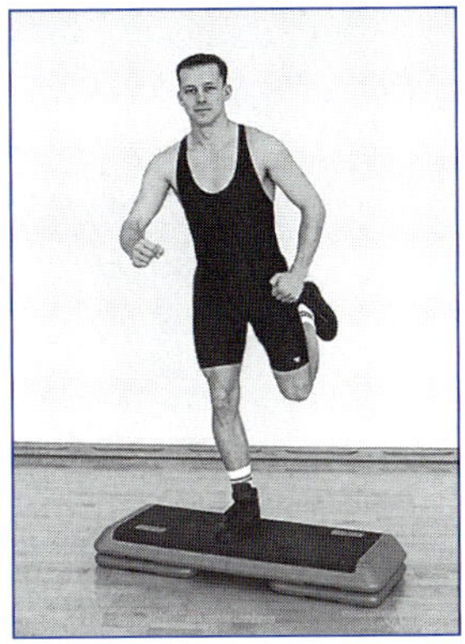

Hamstring Curl:
Anheben der Ferse in Richtung Gesäß.

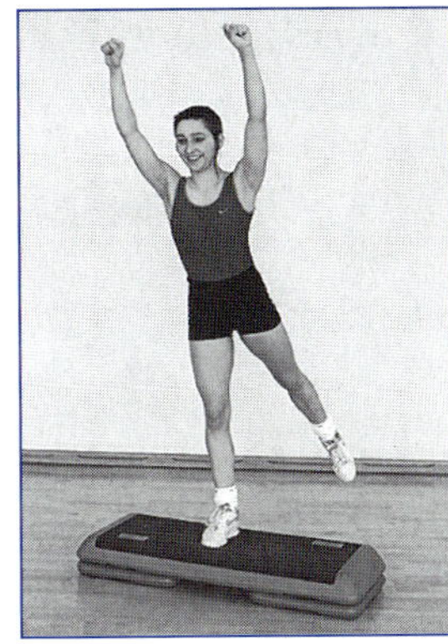

Flying:
Rückwärtiges Abheben eines Beins.
Variante Sidelift: Seitliches Abheben eines Beins.

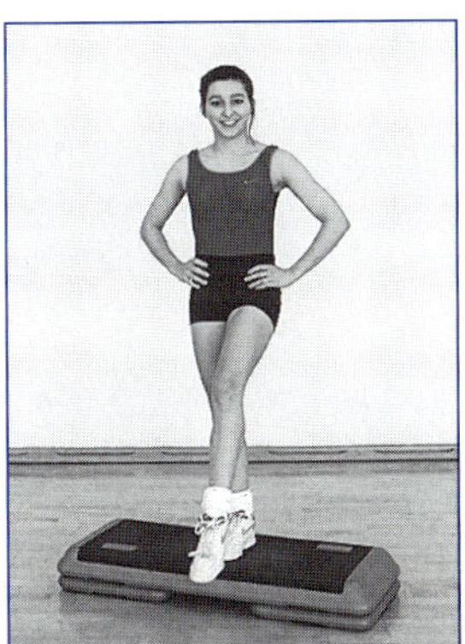

Kick:
Wegkicken des Fußes in den freien Raum.

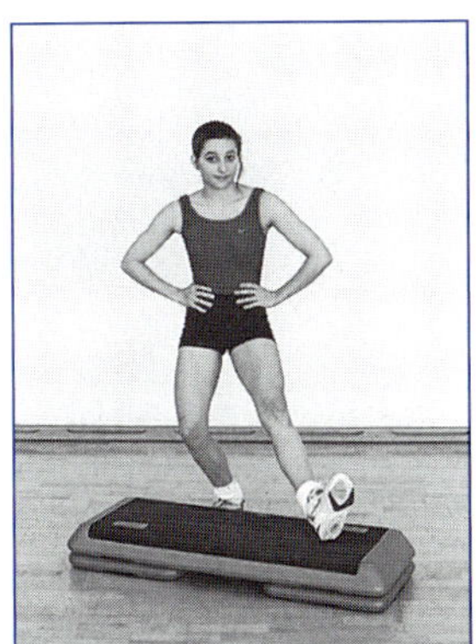

Flex:
Anwinkeln des Knie- und Fußgelenks mit Anfersen auf der Stepplattform oder am Boden.

4.7 Schrittmuster und Schrittvarianten

Die nachfolgenden Schrittmuster und Schrittvariationen sind nach einem einfachen Prinzip geordnet. Im ersten Teil werden wir Schrittmuster vorstellen, die ohne Änderung der Bewegungsrichtung durchgeführt werden. Der Übende kann sich dabei ganz auf die Ausführung der Schrittvariation konzentrieren und wird nicht zusätzlich mit dem Aspekt der Raumorientierung konfrontiert. Schrittmuster ohne Richtungsänderung können von unterschiedlichen Ausgangspositionen beginnen.

Im zweiten Teil stellen wir Schrittmuster auf dem Step mit Richtungsänderung vor. Einen gesonderten Stellenwert nehmen abschließend die Übergangs- oder Verbindungsschritte ein, sie werden auch „Transitions" genannt.

Schrittmuster ohne Richtungsänderung:

Knee-lift Step:
Step re Up (1), Knee-lift li (2), Step re Down (3), Step li Down (4) oder Step re Up (1), Step li Up (2), Step re Down (3), Knee-lift li (4).

Hamstring Step:
Step re Up (1), Hamstring Curl li (2), Step li Down (3), Step re Down (4) oder Step re Up (1), Step li Up (2), Step re Down (3), Biceps Curl li (4).

Flying Step:
Step re Up (1), Flying li (2), Step re Down (3), Step li Down (4) oder Step re Up (1), Step li Up (2), Step re Down (3), Flying li(4).

Sidelift Step:
Step re Up (1), linkes Bein gestreckt seitlich abheben (2), Step li Down (3), Step re Down (4).

V-Step:
(Beschritten werden die Ecken eines V's, und begonnen wird „from the Front".) Step re Up zum re Ende (1), wechsele zum li Ende (2), Step re Down zur Mitte (3), Step li Down zur Mitte (4). Der Richtungswechsel erfolgt über TAP auf ZZ 4.

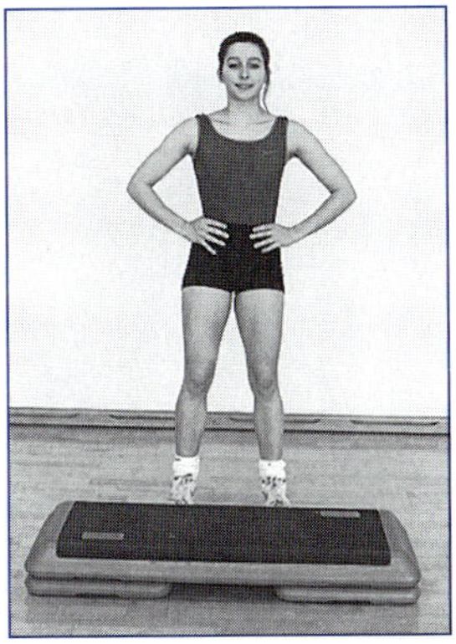
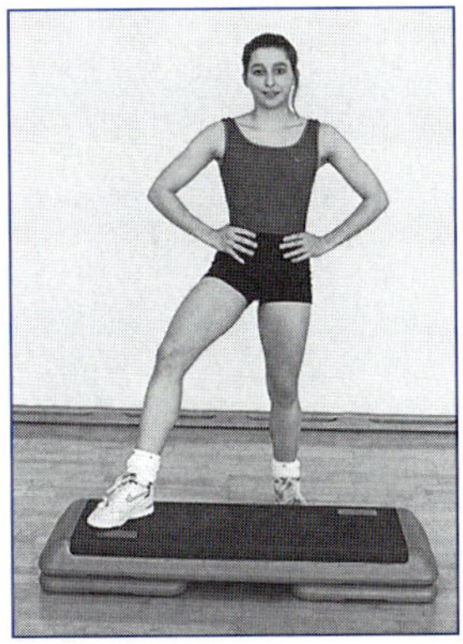
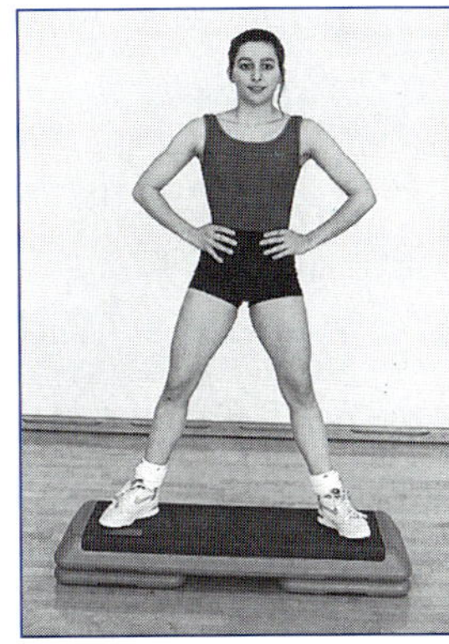
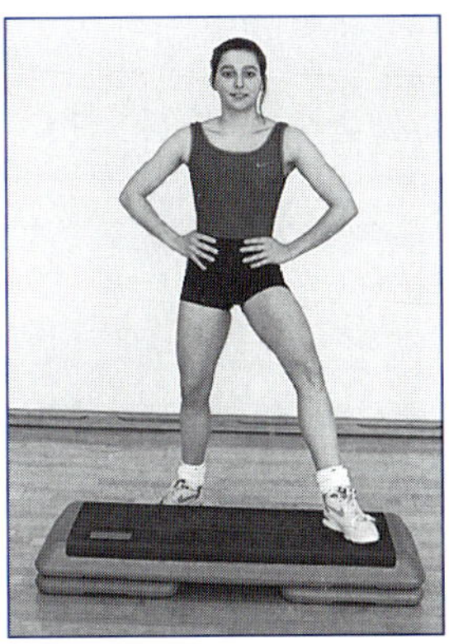
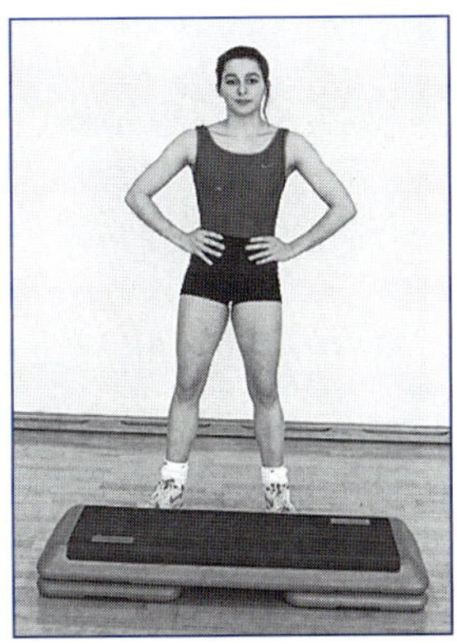

V-Step

Charleston Step:
Step re Up (1), Knee-lift li (2), Step li Down (3), Touch Back re (4).

Charleston Kick Step:
Step re Up (1), Knee-lift kick li (2), Step li Down (3), Touch Back re (4).

Straddle Up Step:
(Begonnen wird „from Astride".) Step re Up (1), Step li Up (2), Step re Down zur re Seite (3), Step li Down zur li Seite (4).

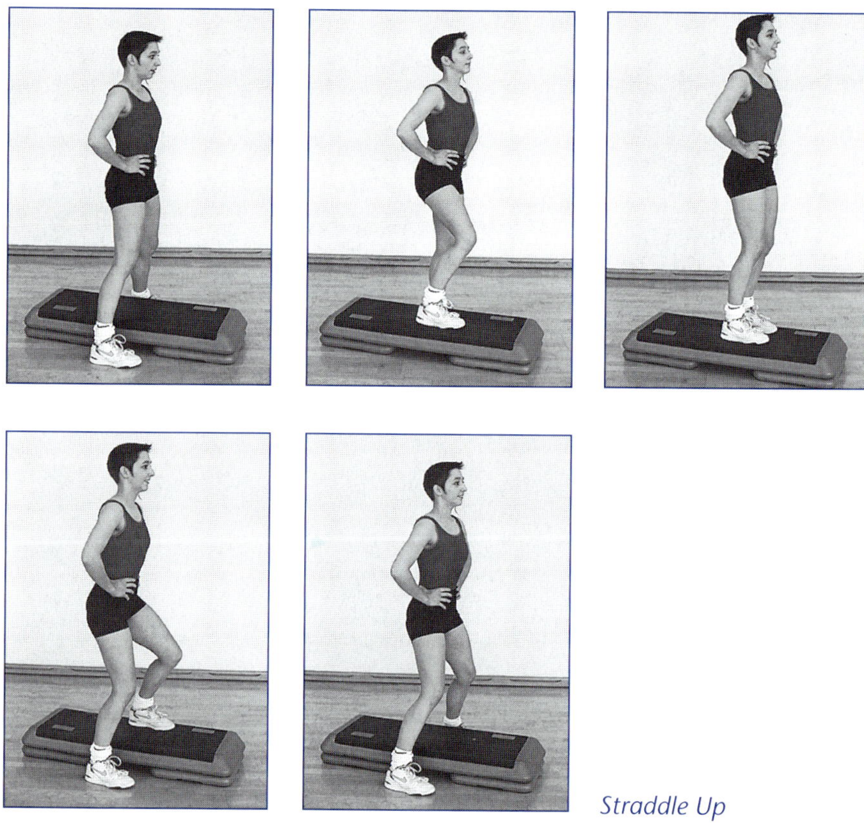

Straddle Up

Straddle Down Step:
(Begonnen wird „from the Top".) Step re Down neben das Stepgerät (1), Step li Down neben das Stepgerät (2), Step re Up auf das Stepgerät (3), Step li Up auf das Stepgerät (4).

Up & Over:
(Begonnen wird „from the Side".) Step re Up (1), Step li Up (2), Step re Down (3),Tap li Down (4).

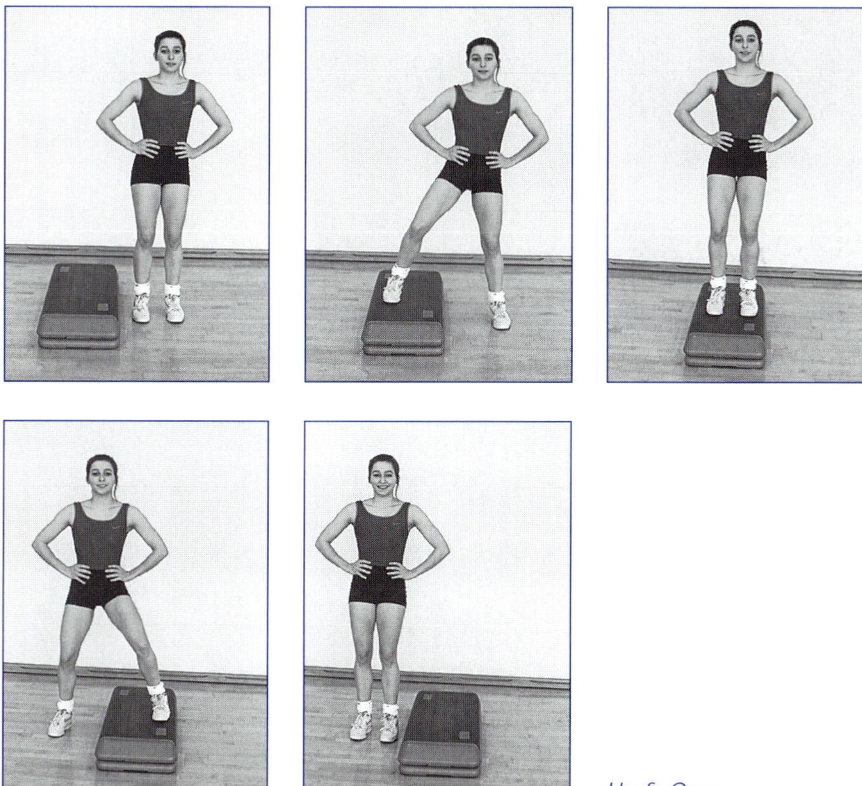

Up & Over

Across the Top:
(Begonnen wird „Beside the End".) Step re Up (1), Step li Up (2), Step re Down (3), Tap li Down (4) (Bewegungsfolge in einer Richtung längs über den Step, Abfolge wie Up & Over).

Corner to Corner:
(Begonnen wird „from the Side of the Right End of the Step".) Die gleiche Bewegungsabfolge wie bei across the Top und Up & Over, nur diagonal über den Step.

Lunge Back Step:
Schrittsequenz auf 8 ZZ: Step re Up (1), Step li Up (2), den re Ballen rückwärtig aufsetzen (3), re Fuß zurück auf Plattform (4), den linken Ballen rückwärtig aufsetzen (5), den li Fuß zurück auf die Plattform (6), Step re Down (7), Step li Down (8).

Pony Step:
Schrittsequenz auf 4 ZZ: Step re Up (1), Step li Up und Umspringen auf re Fuß (und 2), Step li Down (3), Step re Down und Umspringen auf den li Fuß (und 4).

Kick Ball Change Step:
Step re Up (1), Kick li (2), Step Down li und re (3), Pause (4).

Schrittmuster und -variationen mit Richtungsänderung

Turn Step:
(Beschritten werden die Ecken eines U's, und begonnen wird „von der Seite des re Endes".) Step re Up zum re Ende von der Seite mit 1/4-Drehung (1), Step over zum li Ende (2), 1/4-Drehung nach re und Step re Down (3), Tap li Down (4).

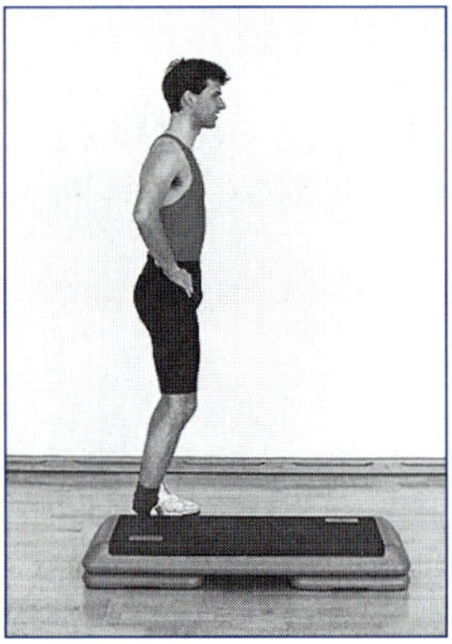

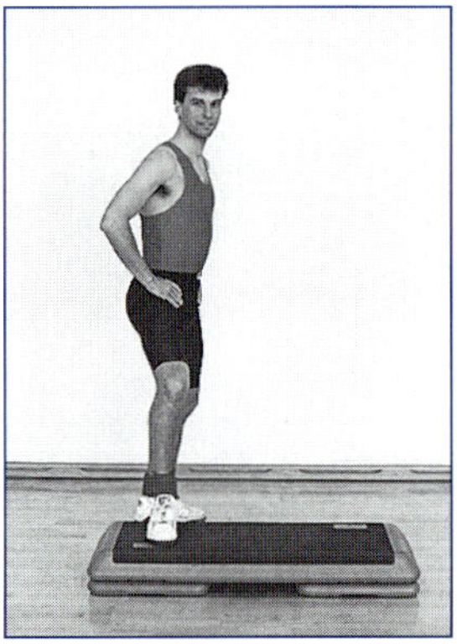

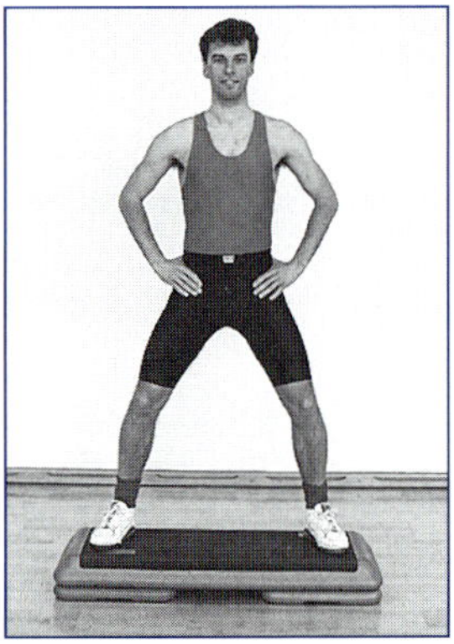

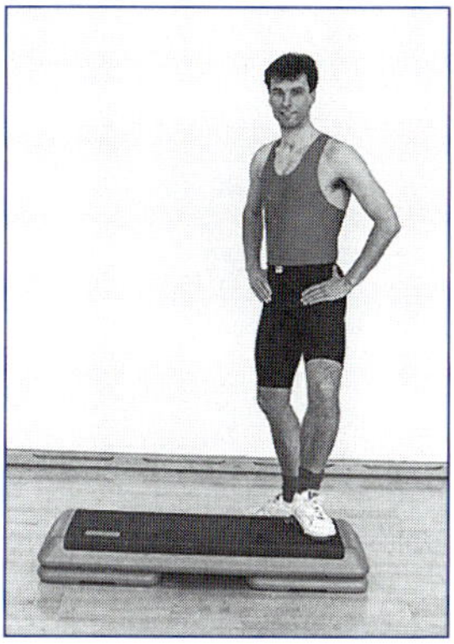

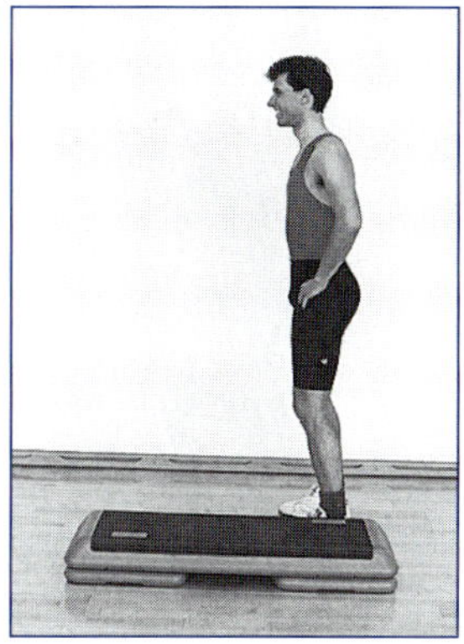

Turn Step

Reverse Turn Step:
Step re Up auf das li Ende (1), Step li Up auf das re Ende und dabei halbe Körperdrehung linksschultrig (2), Step re Down zum re Ende (3), Step li Down zum li Ende (4).

Kick ball Change Straddle Step:
Step re Up (1), Kick li (2), Straddle Down li und Straddle Down re (3), Pause (4).

Piqué Jump:
Step re Up (1), Sprung mit re, dabei das li Knie anwinkeln und halbe Drehung rechtsschultrig (2); Step li Down (3), Step re Down (4).

Top Lunges:
Schrittfolge auf 8 ZZ (begonnen wird „from the Side"). Bsp.: rechtsschultrig zum Step beginnen: Step re Up (1), Step li Up parallel (2), Ausfallschritt seitl. rückwärts mit re (3), Step re Up (4), Ausfallschritt seitl. rückwärts mit li (5), Step li Up (6), Step re Down zurück mit 1/4-Drehung zur li Seite (7), Step Down li (8) (Endposition befindet sich auf der gegenüberliegenden Seite mit Blickrichtung zum Stepgerät).

Repeater:
Als Beispiel für eine solche Schrittkombination wird „Fly around the Step" gewählt: Step re Up (1), Knee-lift li (2), Tap li am Boden (3), Sidelift li (4), Tap mit li auf dem Boden (5), Knee-lift li (6), Straddle Down li (7), Straddle

Down re (8), Step li Up (9), Knee-lift re (10), Tap auf dem Boden mit re (11), Sidelift re (12), Tap re auf dem Boden (13), Knee-lift Up (14), Step Down re (15), Step Down li (16), Wiederholung der Folge bis zur Ausgangsposition.

Pas de Bourrée Step:
Tap re Up zum li Ende (1), Tap re Up zum re Ende (2), Pas de Bourrée mit Drehung rechtsschultrig (3 und 4).

Übergangs- und Verbindungsschritte: Transitions

L-Pattern:
(Begonnen wird „from the Front an der li oder re Seite".) Step li Up zum re Ende (1), Tap re Up (2), Step re Down zur re Seite (3), Tap li Down (4).

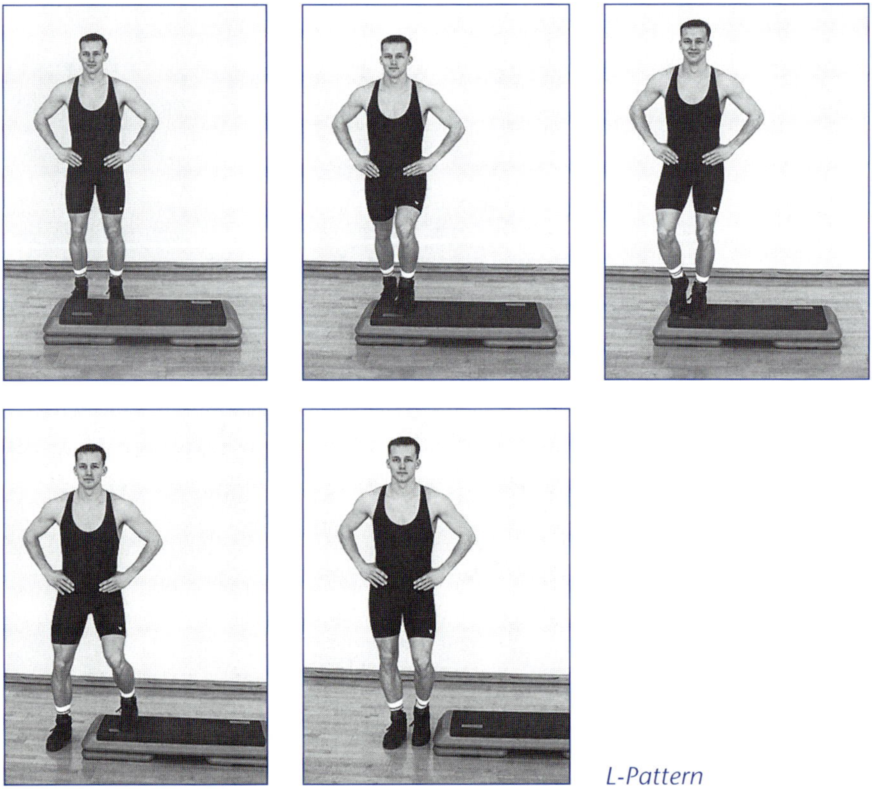

L-Pattern

U-Pattern:
Schrittfolge auf 8 ZZ. (Begonnen wird „from the Front am li oder re Ende.) Start am li Ende: Step re Up (1), Tap li Up (2), Step li Down zurück (3), Step re Down zum re Ende (4), Step li Up (5), Tap re Up (6), Step re Down zurück (7), Step li Down zum li Ende (8).

4.8 Armarbeit und Armbewegungen

Es gibt verschiedene Möglichkeiten, Armbewegungen zu ordnen und zu typisieren. So lassen sich mindestens sechs Einteilungskategorien unterscheiden:

1. Armbewegungen lassen sich hinsichtlich ihrer Ausführungskomponenten in *„Gruppen"* unterteilen. Als solche Gruppen lassen sich (a) Beuge- und Streckbewegungen, (b) Abduktions- und Adduktionsbewegungen und (c) Rotationsbewegungen identifizieren.

2. Unter dem Kriterium *„Zone"* oder *„Ebene"* („Level") wird das Verhältnis des Körpers oder einzelner Körperteile zur Dimension des Raums verstanden. Danach ist zu differenzieren zwischen Armbewegungen, die (a) unterhalb der Schulterregion, (b) mittig auf Schulterhöhe und (c) oberhalb der Schulterhöhe ausgeführt werden.

3. *„Richtungen"*, in die Armbewegungen möglich sind, sind (a) oben und unten, (b) vor und zurück und (c) seitwärts und diagonal.

4. Unter *„Art"* der Bewegungsausführung wird die einer Bewegung innewohnende Ausführungsqualität verstanden. Ausführungsqualitäten definieren sich insbesondere über die Gestaltungskriterien Kraft bzw. Dynamik und den Faktor Zeit. Armbewegungen können demnach weich und fließend, hart und kraftvoll, schnellkräftig, zeitlich verzögert sein. Sie können auf den Takt, in halbem oder verdoppeltem Tempo ausgeführt werden.

5. Unter die Kategorie *„Symmetrie"* fallen Armbewegungen dann, wenn sie entweder spiegelgleich (symmetrisch) oder spiegelungleich (asymmetrisch) ausgeführt werden.

6. Der Begriff *„Chronologie"* beschreibt die zeitlichen Abläufe von Bewegungen und differenziert zwischen synchronen und asynchronen Verläufen.

Die hier vorgestellte Kategorisierung ist eine theoretische. In der Praxis lassen sich Armbewegungen auf vielfältige Weise koppeln und verbinden, je nach Intention des Instruktors oder choreografischen Ansprüchen.

Die nachfolgenden, häufig in der Praxis zur Anwendung kommenden Armbewegungen werden nach Zonen geordnet. Die Bezeichnung der Armbewegungen unterliegt bislang keiner allgemein gültigen Festlegung. In der spärlich vorzufindenden Literatur zu diesem Bereich, aber auch auf den Fort- und Ausbildungsseminaren finden sich immer wieder kleine Unterschiede in den Bezeichnungen. Einige Bezeichnungen sind der Tanzsprache entlehnt. Vielfach haben die Armbewegungen ihren Namen aufgrund der primär beteiligten Muskeln bzw. Muskelgruppen erhalten. Zum besseren Verständnis wollen wir vorab wieder eine kleine Vokabelkunde durchführen.

Kleine Vokabelkunde

Was bedeutet eigentlich ...?

Fisthand:	gefäustete Hand
Jazzhand:	gespreizte Hand
Push:	stoßen
Press:	pressen, drücken
Punch:	schlagen (auch Faustschlag)
Row:	rudern
Pull:	ziehen
Raise:	heben
Pump:	pumpen
Clap:	klatschen
Swing:	schwingen
Slide:	in Stücke schneiden

Armbewegungen unterhalb der Schulterregion

Clap Hands:

Vor dem Körper auf Brusthöhe in die Hände klatschen.

Walking Arms:

Eine der Armbewegung in Verbindung mit dem einfachen Gehen betont nachempfundene Armbewegung.

Bicep Curl:

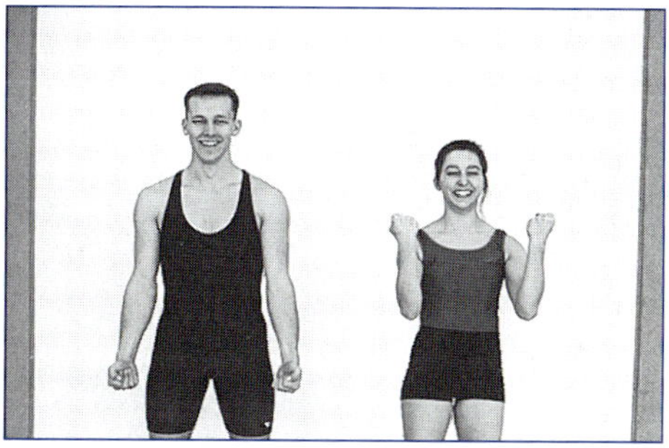

Beide Unterarme werden bei fixierten und seitlich am Rumpf anliegenden Oberarmen, aus der Streckung heraus, nach vorn oben gebeugt. Alternierend auch nach seit oben, und/oder im Wechsel mit dem rechten und linken Unterarm.

Tricep Kick Back:

Die Fäuste beider Hände befinden sich links und rechts in der Taille, die Ellbogen beider Arme hinter den Schultern; aus dieser Position heraus werden die Unterarme nach hinten diagonal unten gestreckt und wieder angewinkelt. Alternierend können die Unterarme auch wieder im Wechsel bewegt werden.

Tricep Kick Side:

Der Bewegungsablauf entspricht dem des Tricep Kick Back. Die Veränderung ist durch eine andere Ausgangsposition bedingt, in der die Fäuste der Hände zwar ebenfalls in der Taille, die Ellbogen hierbei aber seitlich, mit Abstand zum Rumpf gehalten werden, und dadurch die Bewegung seitlich diagonal nach unten verläuft.

Pumping Arms:

Beide Ellbogen werden mit Abstand seitlich neben dem Körper gehalten, während die Hände voreinander auf Taillenhöhe in Jazzhand-/Fisthandhaltung gebracht werden. Aus dieser Ausgangsposition drückt man die

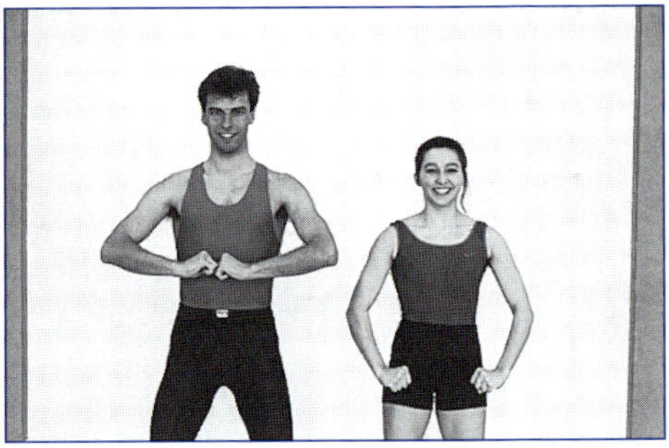

Handflächen nach unten, bis eine Streckung in den Armen erfolgt und zieht sie entsprechend zurück in die Ausgangsposition.

Pumping Arms

Funky Arms:

Beide Oberarme sind zunächst seitlich am Rumpf fixiert, während die Unterarme in einem 45°-Winkel diagonal hochgehalten werden. Die Hände befinden sich in der Jazzhandhaltung. Aus dieser Position werden die Arme diagonal zur Seite gestreckt und wieder wie beschrieben angewinkelt.

Criss Cross:

Die Ellbogen werden seitlich am Körper gehalten, während die Unterarme auf Hüfthöhe vor dem Körper gekreuzt, dann wieder seitlich diagonal nach unten gestreckt und schließlich wieder gekreuzt werden.

Rolling Arms:

Die Unterarme werden auf Bauchhöhe umeinander gedreht.

Punching Arms:

Ausgehend von der Hüftfassung beider Hände, werden die Arme abwechselnd auf Hüfthöhe nach vorn geschlagen.

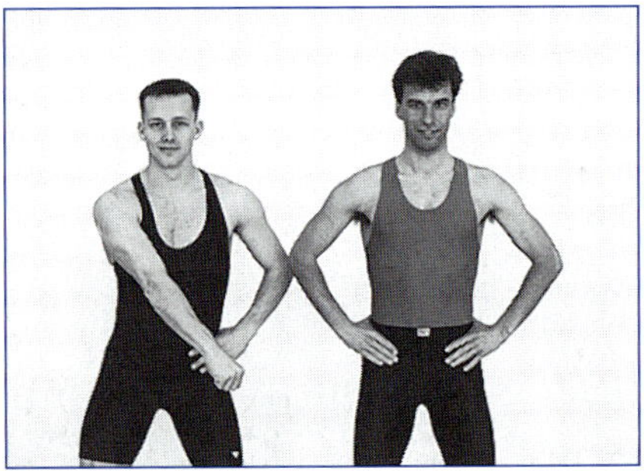

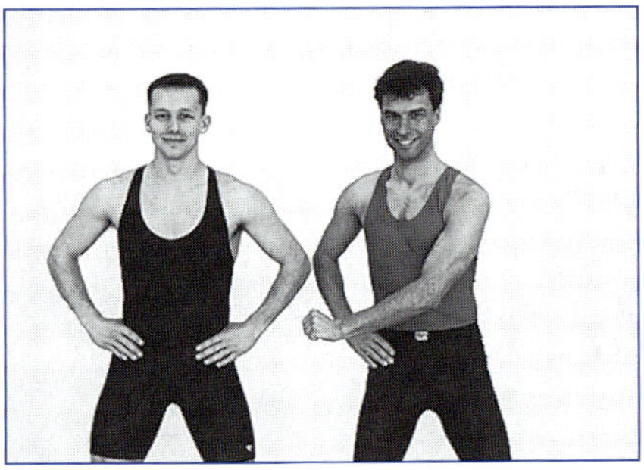

Punching Arms

Rowing Arms:

Die nach vorn, in etwa auf Hüfthöhe gestreckten Arme, werden durch Beugung im Ellbogengelenk an die Taille herangeführt und danach wieder in die Ausgangsposition gebracht. Die Bewegung ähnelt sehr der Ruderbewegung.

Swinging Arms:

Der rechte Oberarm ist seitlich am Rumpf fixiert, der rechte Unterarm befindet sich durch 90°-Winkelbeugung in Bauchhöhe vor dem Körper. Der linke Arm befindet sich seitlich neben dem Körper in gestreckter Form. Die Arme fallen locker über unten zur anderen Seite, sodass eine Pendelbewegung entsteht.

Deltoid Arms:

Beide Oberarme sind seitlich am Rumpf fixiert, die Unterarme durch eine 90°-Winkelstellung im Ellbogengelenk nach vorn gehalten. In dieser L-Formation der Arme werden die Ellbogen über die Seite auf Schulterhöhe gebracht und wieder in die Ausgangsposition gesenkt.

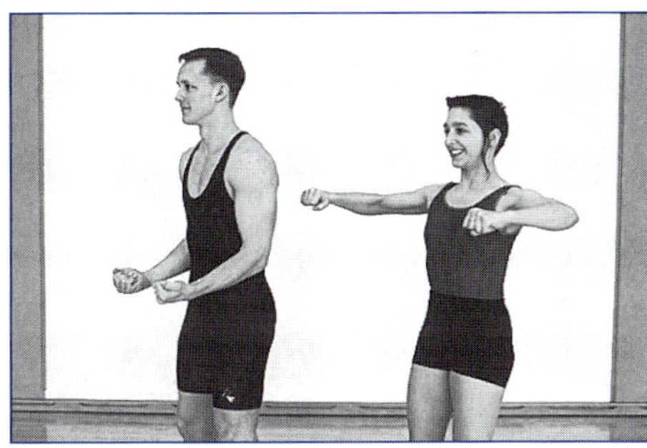

Deltoid Arms

Armbewegungen auf Schulterhöhe

Chest Press:

Die Ellbogen befinden sich seitlich auf Schulterhöhe, während die Fäuste beider Hände vor der linken bzw. rechten Schulter verweilen. Aus dieser Position werden die Arme nach vorn – auf Schulterhöhe bleibend – gestreckt und wieder zurückgeführt.

Tricep Kick Side:

Der Bewegungsablauf wurde bereits oben beschrieben, die Veränderung liegt lediglich in der Ausführung auf einem anderen Level, nämlich auf Schulterhöhe.

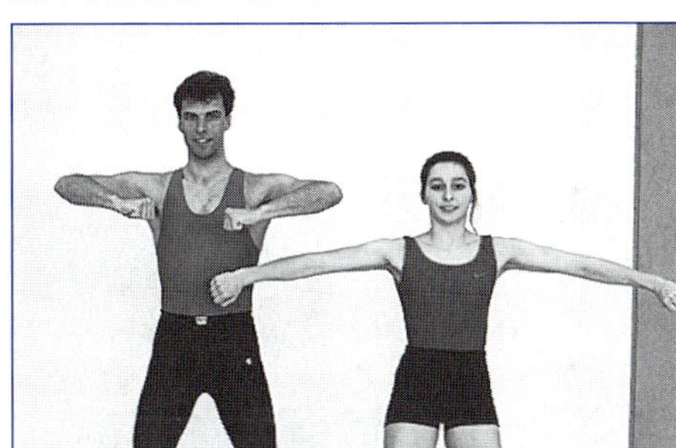

Tricep Kick Side

Butterfly:

Die Ellbogen werden seitlich auf Schulterhöhe gehalten, während die Unterarme senkrecht nach oben ausgerichtet sind. In dieser L-Haltung werden die Unterarme vor dem Körper auf Schulterhöhe zusammengeführt und wieder in die Ausgangsposition gebracht.

Shoulder Pull:

Beide Arme werden auf Schulterhöhe gestreckt vor dem Körper gehalten. Dann werden die Ellbogen seitlich neben die Schulter gezogen, wobei die Ellbogengelenke in eine 90°-Winkelposition gebracht und anschließend zurück in die Streckung geführt werden.

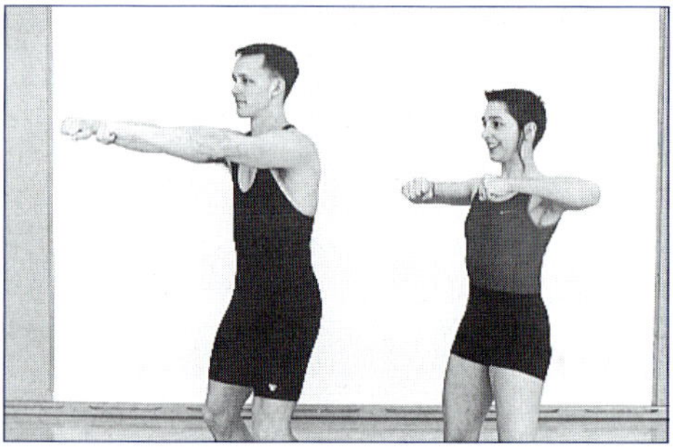

Shoulder Pull

Diagonal Punch:

Die Fäuste beider Hände befinden sich vor den Schultern, die Ellbogen jeweils seitlich neben den Schultern. Ein Arm wird diagonal vor den Körper gestreckt, während der andere zur Seite herausgeführt wird. Beide Armbewegungen erfolgen im rhythmischen Seitenwechsel.

Semicircle Arm:

Jeweils ein Arm wird auf Schulterhöhe bei geflexter (angewinkelter) Hand im Halbkreis vor dem Körper hergeführt.

Pendulum Arm:

Ein Arm wird seitlich gestreckt neben dem Körper gehalten, während der andere Arm nur bis zum Ellenbogengelenk seitlich auf Schulterhöhe und die Faust der entsprechenden Hand vor der Schulter positioniert ist. Von hieraus werden die Unterarme jeweils über unten zur anderen Seite hin und her gependelt.

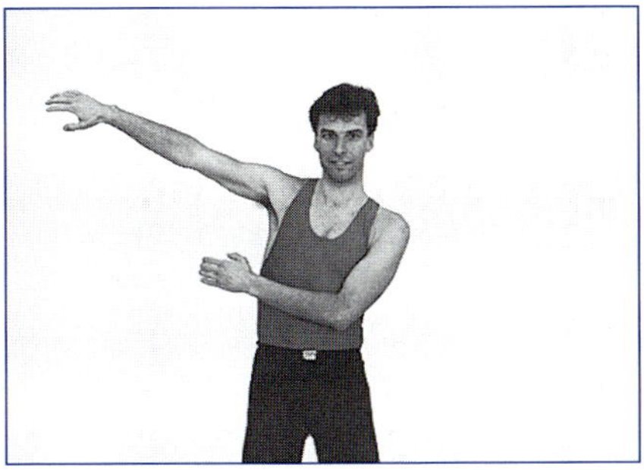

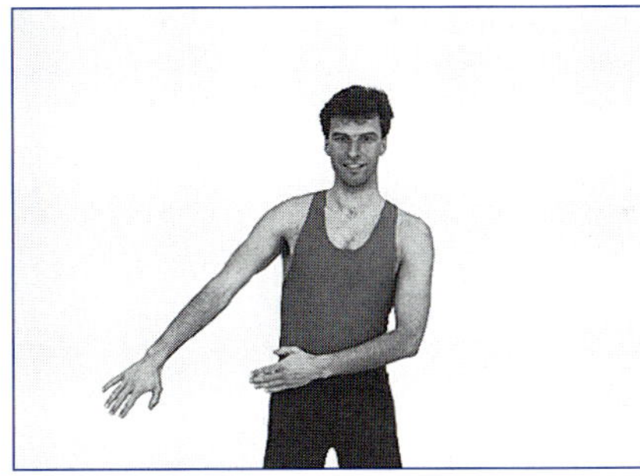

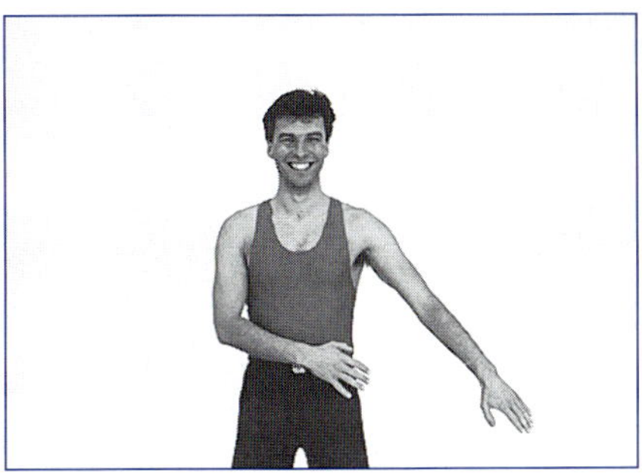

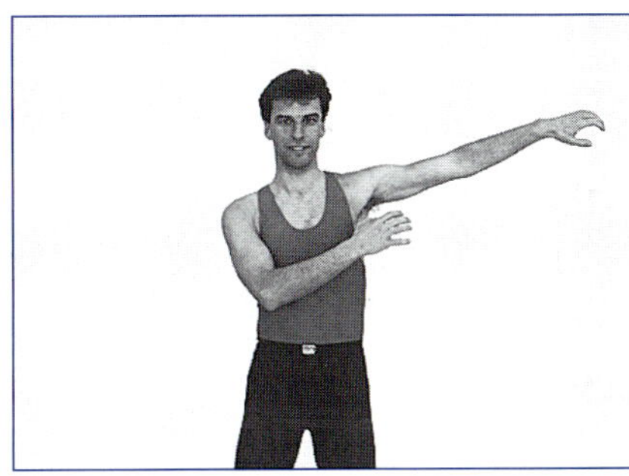

Pendulum Arm

Armbewegungen oberhalb der Schulter

Overhead Press:

Die Fäuste beider Hände befinden sich auf Schulterhöhe und nah den Schultern. Von dort aus werden sie nah am Kopf vorbei nach oben gestreckt und wieder in die Ausgangsposition zurückgeführt. Alternierend kann diese Bewegung auch im Wechsel mit jeweils einem Arm geschehen.

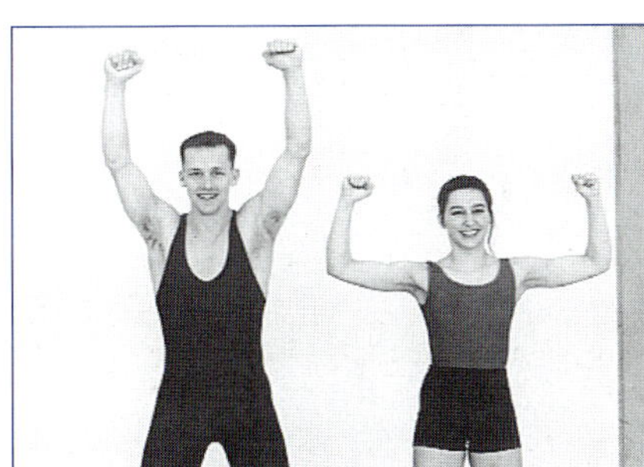

Overhead Press

Lateral Pulls:

Beide Arme werden bei leicht gebeugten Ellbogengelenken diagonal vor und oberhalb der Stirn gehalten. Von dort aus werden die Arme unter Führung der Ellbogen diagonal nach unten gezogen und wieder hochgedrückt.

Around the Head:

Ein Arm wird kreisförmig um den Kopf geführt und anschließend auf Schulterhöhe gestreckt.

Mischformen

Mit den nachfolgend beschriebenen Armbewegungen verlassen wir die strikte Zoneneinteilung, da im Verlaufe der Bewegungsabfolge alle oben erwähnten Levels gestreift werden.

Lateral Raises:

Die Fäuste werden vor dem Bauch zusammengehalten und dann bei leichter Beugung in den Ellbogengelenken über vor- und seitwärts nach oben geführt.

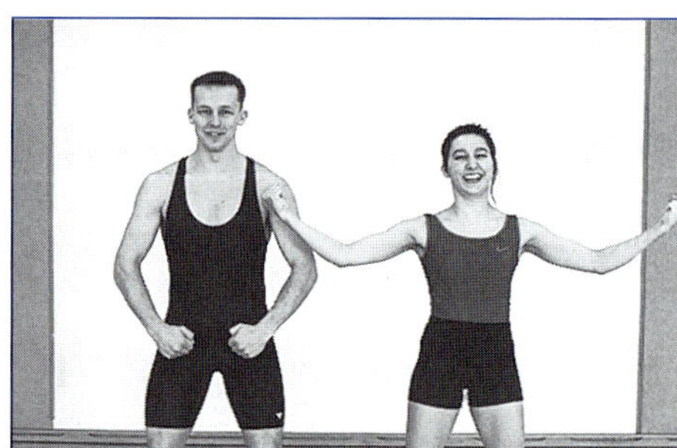

Lateral Raises

Upright Rows:

Die Fäuste werden vor dem Bauch zusammengehalten und dann bei leichter Beugung der Ellbogengelenke vor dem Körper auf Kopfhöhe geführt.

Circle:

Der Bewegungsablauf ähnelt dem des „Pendulum Arms", mit der Veränderung, dass die Arme gestreckt und im Kreis über die Seite nach unten, zur anderen Seite und hoch über den Kopf geführt werden.

4.9 Funktionsgymnastische Übungen mit und am Stepgerät

Die nachfolgenden Ausführungen sind als Übungssammlung gedacht.

Dehnübungen werden in den einzelnen Programmen im Warm-up (Prestretch) und im Cool down eingesetzt. Kräftigungsübungen werden im Floorworkout bzw. der Kraft- und Beweglichkeitsphase durchgeführt.

Dehnübungen

Muskulatur: Wade (M. soleus, M. gastrocnemius)

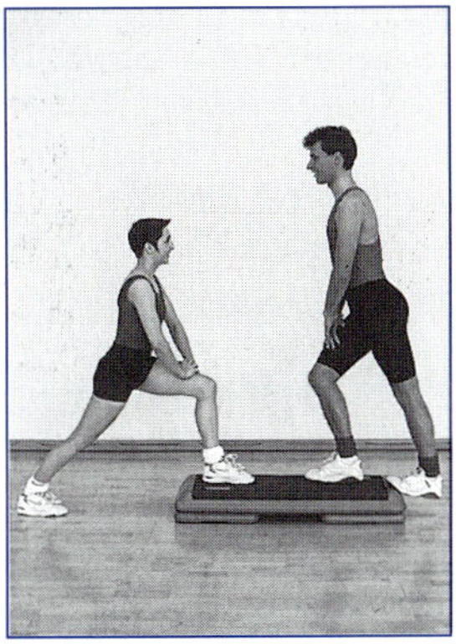

Der rechte Fuß steht auf der Plattform, der Ballen des linken Fußes wird auf der Stepkante abgestützt und die Ferse wird Richtung Boden gesenkt.

Aus der 1. Position parallel wird das rechte Bein gebeugt und das linke Bein gestreckt im Ausfallschritt zurückgesetzt. Die linke Ferse wird in den Boden gedrückt. Beachte: Die Zehenspitzen zeigen nach vorn, rechtes Knie- und Fußgelenk stehen übereinander, der Rücken bildet die Verlängerung des zurückgeführten Beins.

Muskulatur: Oberschenkelrückseite (ischiocrurale Muskelgruppe)

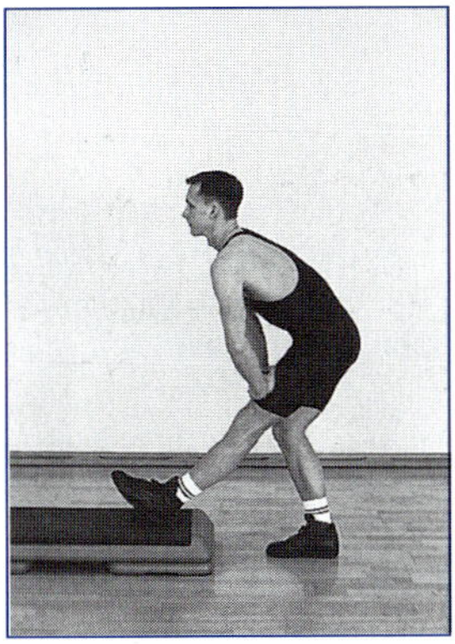

Aus der Pliéposition wird das Gewicht auf das rechte Bein verlagert, das linke Bein wird bei gebeugtem Fußgelenk vorgestreckt und der Oberkörper mit geradem Rücken vorgeneigt.

In Rückenlage wird das rechte Bein ausgestreckt, der linke Oberschenkel wird zum Brustkorb geführt und gleichzeitig zeigt die Fußsohle parallel zur Decke.

Muskulatur: Oberschenkelvorderseite (M. quadriceps femoris)

Aus der 1. Position parallel wird die linke Ferse an das Gesäß herangezogen. Beachte: Das Standbein leicht beugen, Hüfte und Schultern parallel nach vorn ausrichten, den Bauch anspannen.

Muskulatur: Oberschenkelinnenseite (Adduktoren)

Aus der 2. Position auswärts wird das linke Knie über die linke Fußspitze geführt. Das gestreckte rechte Bein wird zum Boden gedrückt.

Aus der Rückenlage werden die im Kniegelenk leicht gebeugten Beine nach außen gedrückt.

Muskulatur: Hüftbeuger (M. illiopsoas)

Aus der 1. Position parallel wird der Unterschenkel des linken Beins nach hinten geführt und am Boden aufgesetzt. Gleichzeitig wird der Oberkörper auf dem rechten Oberschenkel abgestützt, wobei Knie- und Fußgelenk in einer senkrechten Linie zueinander stehen. Der linke Oberschenkel wird zum Boden gedrückt.

Aus der Schrittstellung wird bei gebeugten Beinen die Hüfte nach vorn gedrückt. Beachte: Hüfte und Schultern parallel nach vorn ausrichten, den Rücken gerade halten.

Muskulatur: Gesäß und unterer Rücken
(M. glutaeus maximus und M. erector spinae)

In der Rückenlage wird der rechte Fuß aufgestellt, der linke Fuß wird auf dem angewinkelten rechten Knie abgestützt. Die Arme ziehen nun das rechte Bein zum Oberkörper.

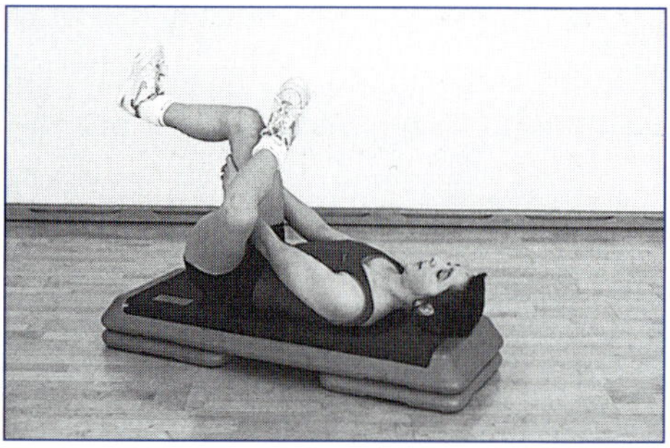

Gesäß/unterer Rücken

Muskulatur: Rücken

Aus der 2. Position auswärts bei gebeugten Kniegelenken und aufgerichteter Wirbelsäule wird der Rücken gerundet.

Aus der sitzenden Position wird der Oberkörper vorgeneigt, dabei umfassen die Hände die Fußgelenke und der Rücken wird gerundet.

In der Rückenlage (auf dem Stepgerät) werden beide Knie Richtung Brustkorb herangezogen, der Kopf wird Richtung Knie geführt.

Im Langsitz wird das linke Bein über das rechte Bein gestellt. Die rechte Hand drückt das linke Knie Richtung Boden, der Oberkörper dreht nach links außen.

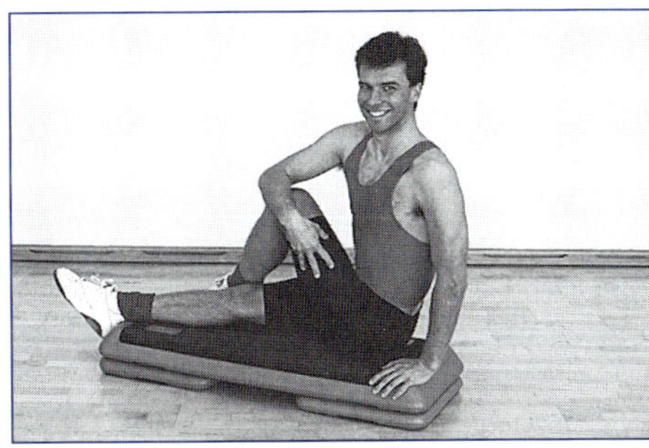

Rückenmuskulatur

Muskulatur: Seitliche Rumpfmuskulatur (M. latissimus)

Bei aufrechter Oberkörperhaltung werden beide Arme über den Kopf geführt, die rechte Hand umschließt den linken Ellbogen. Der Oberkörper wird nach rechts geneigt.

Muskulatur: Schulterblattmuskulatur (rhomboideen)

Bei aufrechter Körperhaltung wird die rechte Hand auf die linke Schulter gelegt, die linke Hand zieht den rechten Ellbogen an den Oberkörper.

Muskulatur: Vordere Schultermuskulatur und Brustmuskulatur (M. deltoideus und M. pectoralis)

Bei aufrechter Oberkörperhaltung werden die hinter dem Rücken zusammengeführten Arme aufwärts gedrückt.

Muskulatur: Brustmuskulatur (M. pectoralis)

In der Rückenlage werden die angewinkelten Beine Richtung Oberkörper gezogen, beide Arme werden hinter den Kopf geführt und ruhen am Boden.

Muskulatur: Seitliche Hals-Nacken-Muskulatur (M. sternocleidomastoideus)

Der Kopf wird zurückgezogen (Doppelkinnposition). Die rechte Hand umfasst die linke Schläfe und zieht den Kopf vorsichtig zur rechten Seite. Die linke Hand zieht gegengleich nach rechts unten.

Muskulatur: Hals-Nacken-Muskulatur (M. trapezius)

Aus der Doppelkinnposition wird der Kopf seitwärts geneigt und die Nasenspitze zur Schulter gezogen.

Muskulatur: Hintere Hals-Nacken-Muskulatur (M. trapezius)

Bei aufrechter Körperhaltung und sich annähernden Schulterblättern wird das Kinn vorsichtig Richtung Brustbein gedrückt.

Kräftigungsübungen mit und am Stepgerät

Muskulatur: Oberer Anteil der Rückenmuskulatur (Rhomboideen)

Ausgangsposition: Bauchlage auf dem Längsstep, die Knie liegen auf dem Boden, die Stirn liegt auf der Stepplattform, die Arme sind seitlich angewinkelt.
Übungsausführung: Beide Arme gleichzeitig auf Schulterhöhe anheben und senken.
Variation: Die auf Schulterhöhe angehobenen Arme vor- und rückführen.

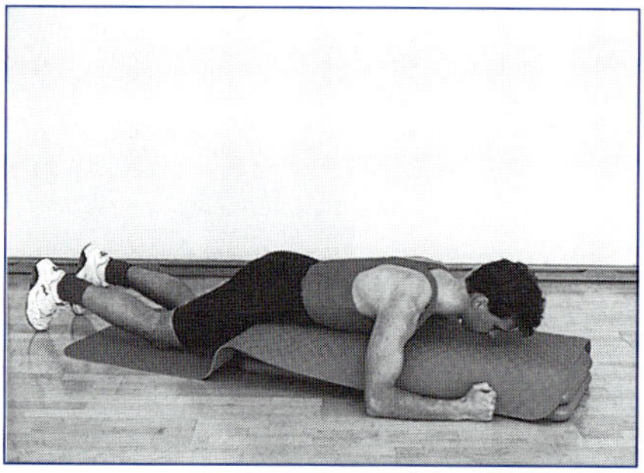

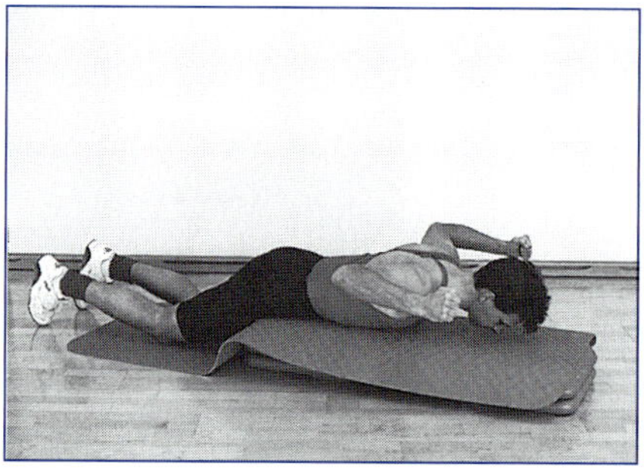

Rückenmuskulatur

Muskulatur: Rückenmuskulatur (M. erector spinae, M. latissimus, M. trapezius)

Ausgangsposition: Bauchlage auf dem Längsstep, die Knie liegen auf dem Boden, die Stirn liegt auf der Stepplattform, die Arme in Hochhalte strecken.
Übungsausführung: Arme über die Seite nach hinten führen und wieder in die Ausgangsposition zurück.

Ausgangsposition: Bauchlage auf dem Längsstep, die Knie liegen auf dem Boden, die Stirn liegt auf der Stepplattform, die Arme sind seitlich neben dem Rumpf mit den Handrücken zum Boden.
Übungsausführung: Kopf und Brust von der Plattform lösen und Arme ausdrehen (Handflächen zeigen zum Boden).

Muskulatur: Gesamte Streckermuskulatur (M. erector spinae)

Ausgangsposition: Bankstellung vor der Längsseite des Steps, dabei die Unterarme auf dem Step abstützen; den linken Arm und das rechte Bein strecken.
Übungsausführung: Gleichzeitiges Anziehen des linken Ellbogens und des rechten Knies unter den Körper mit anschließender Streckung.
Variation: Die gestreckten Extremitäten werden mit geringem Bewegungsausmaß auf- und abgeführt.

Muskulatur: Gesäß (M. glutaeus maximus)

Ausgangsposition: Bankstellung vor der Längsseite des Steps, dabei die Unterarme auf dem Step abstützen, rechtes Bein in Knie- und Fußgelenk 90° beugen (Hüftgelenk gestreckt).
Übungsausführung: Das Bein heben und senken (geringes Bewegungsausmaß).

Muskulatur: Oberschenkelrückseite (ischiocrurale Muskelgruppe)

Ausgangsposition: Bankstellung vor der Längsseite des Steps, dabei die Unterarme auf dem Step abstützen; das rechte Bein strecken.
Übungsausführung: Bein im Kniegelenk beugen und strecken.

Muskulatur: Oberschenkelinnenseite (Adduktoren)

Ausgangsposition: Seitenlage an der Querseite des Stepgeräts, oberes Bein liegt gebeugt auf dem Step.
Übungsausführung: Unteres Bein vom Boden heben und in geringem Bewegungsausmaß heben und senken.

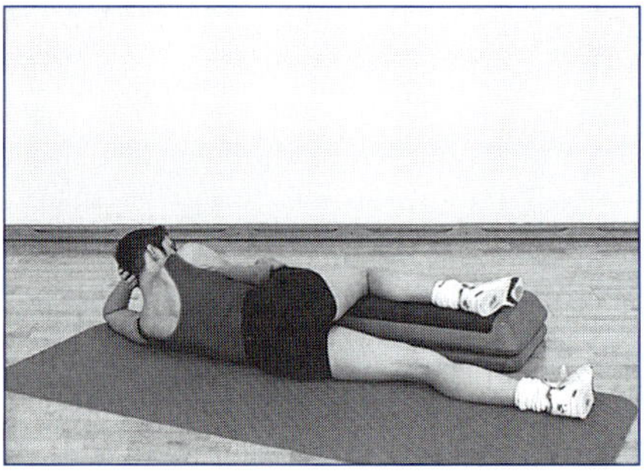
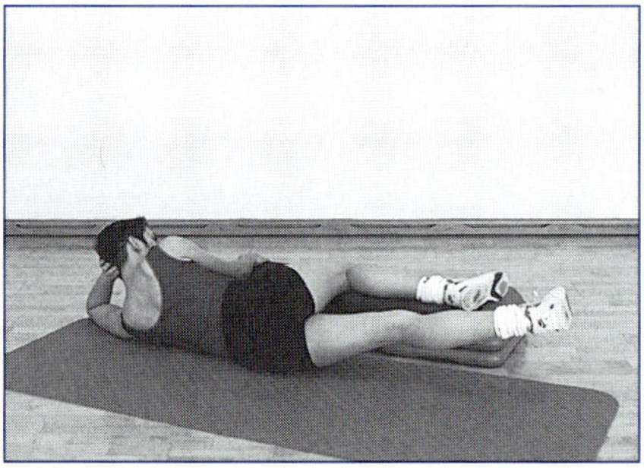

Oberschenkelinnenseite

Muskulatur: Oberschenkelaußenseite (Abduktoren)

Ausgangsposition: Seitenlage an der Querseite des Stepgeräts, oberes Bein liegt gebeugt auf dem Step.
Übungsausführung: Oberes Bein von der Plattform lösen und in geringem Bewegungsausmaß heben und senken.

Muskulatur: Gerade Bauchmuskulatur (M. rectus abdominis)

Ausgangsposition: Rückenlage vor der Querseite des Stepgeräts, beide Füße auf die Stepplattform legen, beide Hände liegen nahe den Hüftbeugern auf den Oberschenkeln.
Übungsausführung: Oberkörper aufrollen, dabei die Hände zu den Knien führen, Oberkörper absenken, dabei die Hände in Ausgangsposition.

Ausgangsposition: Rückenlage vor der Querseite des Stepgeräts, beide Füße auf die Stepplattform legen, Hände seitlich gestreckt neben dem Rumpf halten.
Übungsausführung: Oberkörper aufrollen, dabei die Arme auswärts drehen und absenken, dabei die Arme einwärts drehen.
Variante: Oberkörper aufrollen, dabei die Arme vordrücken.

Ausgangsposition: Rückenlage vor der Querseite des Stepgeräts, beide Füße auf die Stepplattform legen, Hände hinter dem Kopf verschränken, die Ellbogen zurücknehmen.
Übungsausführung: Oberkörper aufrollen und absenken.

Ausgangsposition: Rückenlage vor der Querseite des Stepgeräts, beide Füße auf die Stepplattform legen, Arme hinter den Kopf und Hände zu den Ellbogen.
Übungsausführung: Oberkörper aufrollen und absenken.

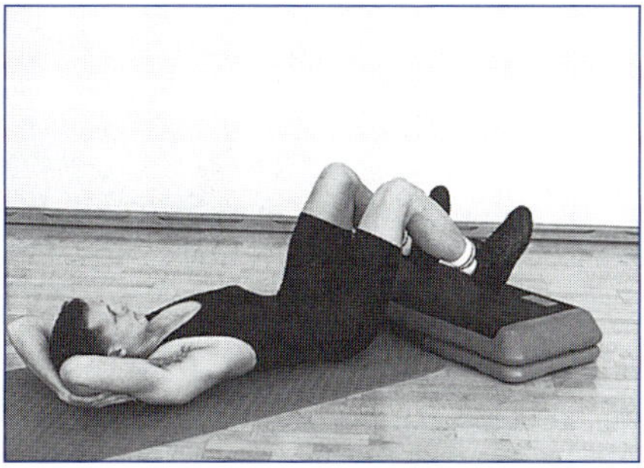

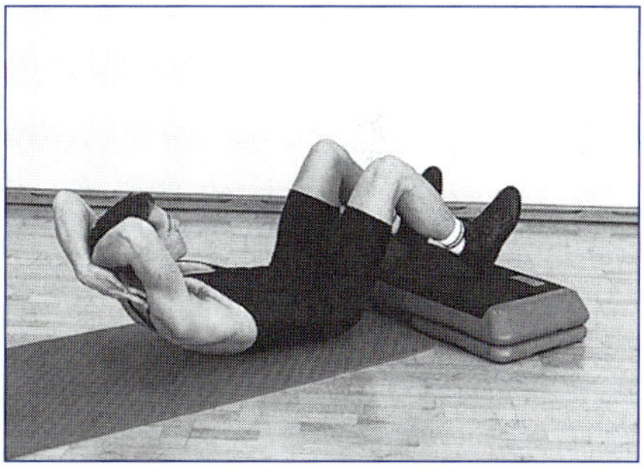

Gerade Bauchmuskulatur

Ausgangsposition: Rückenlage vor der Querseite des Stepgeräts, beide Füße auf die Stepplattform legen, linken Arm hinter den Kopf strecken, rechter Arm fasst linken Ellbogen.
Übungsausführung: Oberkörper aufrollen und absenken.

Muskulatur: Schräge Bauchmuskulatur (M. obliquus externus)

Ausgangsposition: Rückenlage auf dem Längsstep, dieser kann auch in eine schräg stehende Position gebracht werden. Beide Füße mit den Fersen fest in die Plattform drücken, rechte Hand hinter den Kopf legen, linken Arm diagonal zum rechten Knie führen.
Übungsausführung: Oberkörper in die Diagonale aufrollen und absenken.

Ausgangsposition: Rückenlage auf dem Längsstep. Beide Füße mit den Fersen fest in die Plattform drücken, beide Hände an den Schläfen.
Übungsausführung: Oberkörper in die Diagonale aufrollen und absenken.

Ausgangsposition: Rückenlage auf dem Längsstep. Den linken Fuß mit der Ferse fest in die Plattform drücken, das rechte Bein auf das linke Knie legen. Die rechte Hand hinter den Kopf führen, linke Hand vor dem Oberkörper kreuzen.
Übungsausführung: Den Oberkörper aufrollen, dabei drückt die linke Hand kräftig gegen das rechte Knie.

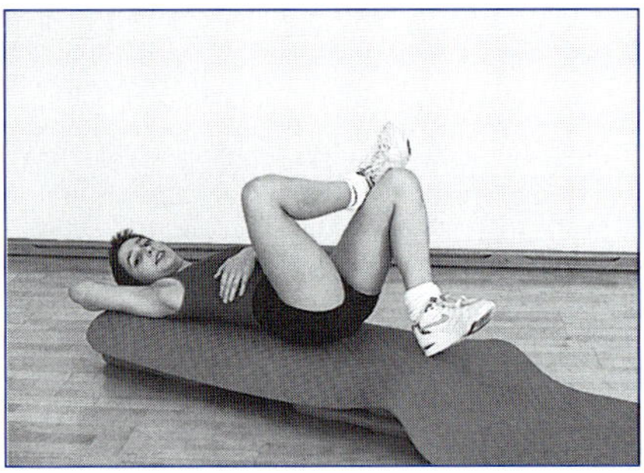

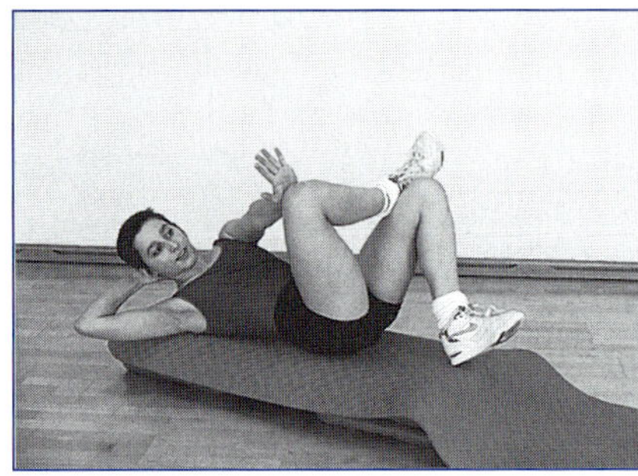

Schräge Bauchmuskulatur

Ausgangsposition: Rückenlage auf dem Längsstep. Den rechten Fuß fest in den Boden drücken, das linke Bein über dem rechten Bein kreuzen. Die linke Hand an das linke Ohr legen, den rechten Arm seitlich neben dem Körper halten.
Übungsausführung: Den Oberkörper diagonal aufrollen, dabei nähert sich die rechte Hand dem linken Knie. Danach den Oberkörper absenken.

Beachte bei allen Übungen: Das Kinn sollte nicht zum Brustbein gezogen werden (Doppelkinnposition einnehmen), Blick senkrecht zur Decke halten. Die Lendenwirbelsäule nicht vom Boden lösen, nur Kopf und Schulterblätter anheben! Bei Ausgangspositionen, in denen die Hände hinter dem Kopf gehalten werden, haben diese lediglich unterstützende Funktion. Beim Aufrollen wird ausgeatmet und beim Absenken wird eingeatmet!

Muskulatur: Brustmuskulatur (M. pectoralis)
Ausgangsposition: Beide Hände auf dem Step abstützen, die Beine gestreckt zurückführen und die Ballen am Boden aufsetzen.
Variante: Beine anwinkeln mit Auflagefläche oberhalb der Kniescheibe, Unterschenkel kreuzen.
Übungsausführung: Arme gleichzeitig beugen und strecken (Liegestütz).

Ausgangsposition: Rückenlage auf dem Längsstep, die angewinkelten Beine zum Oberkörper führen, Arme gebeugt in Seithalte (Schulterhöhe).
Übungsausführung: Die gebeugten Arme werden bei fixierten Handgelenken in Vorhalte gedrückt und in die Ausgangsposition zurückgeführt.
Variante: Einsatz von Kurzhanteln (Heavy Hands) und Gummibändern (Lifelines oder Therabänder).

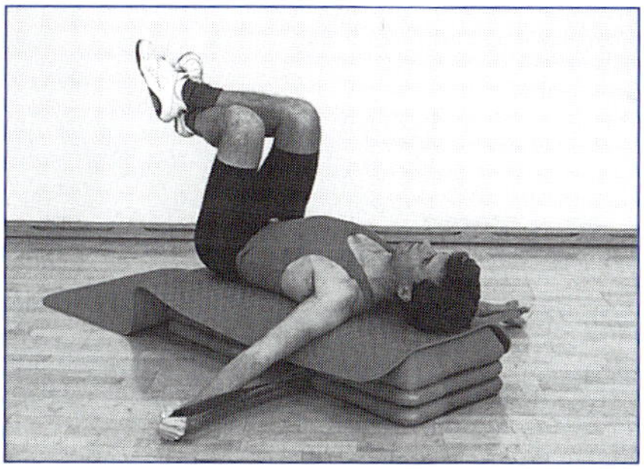

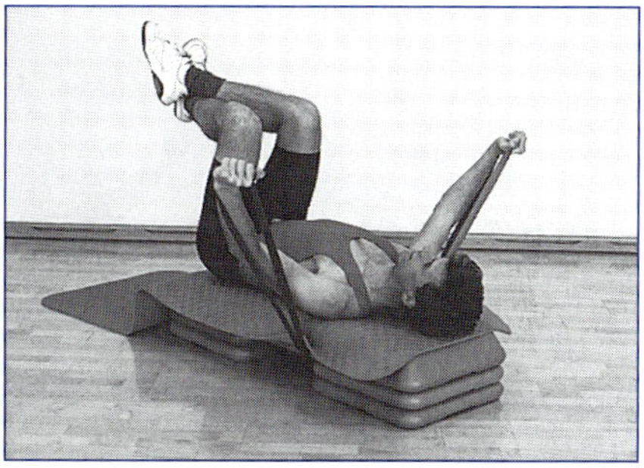

Brustmuskulatur

Muskulatur: Armmuskulatur (triceps brachii)

Ausgangsposition: Sitz auf der Steplängsseite, Fußsohlen körperfern aufsetzen, Hände seitlich neben dem Körper aufstützen.
Übungsausführung: Gesäß vom Step lösen und durch Beugen und Strecken der Arme den Körperschwerpunkt tiefsenken und hochdrücken.

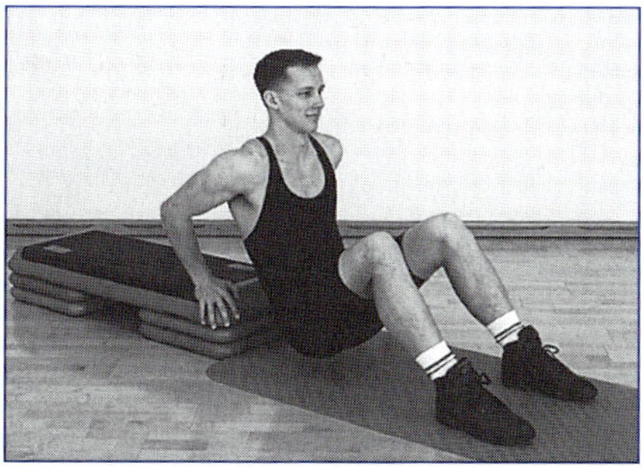

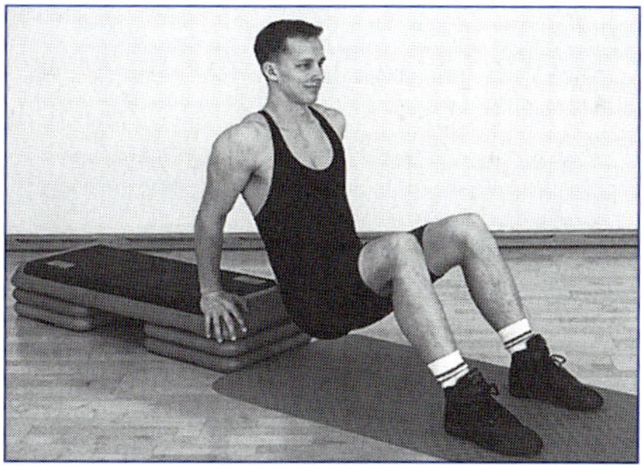

Armmuskulatur

4.10 Spielerische Übungsformen mit und am Stepgerät

1. Das etwas andere Warm-up

Die Teilnehmer gehen kreuz und quer durch die Halle, den Raum und bewegen sich dabei um die aufgestellten Stepgeräte.
Auf Zuruf
- über die Stepgeräte steigen.
- über die Geräte springen.
- mit weit gespreizten Beinen über die Geräte gehen.
- mit einem Bein kräftig vom Step abdrücken.

Die Teilnehmer gehen kreuz und quer um die Stepgeräte.
Auf Musikstopp
- setzen sich alle schnell auf den Step.
- legen sich bäuchlings, rücklings auf den Step.
- stellen sich einbeinig auf den Step.
- berühren den Step mit zuvor angesagten Körperteilen (z.B. Ellbogen, rechter Daumen).

Die Teilnehmer gehen kreuz und quer um die Stepgeräte. Auf Musikstopp wird eine Zahl in den Raum gerufen. Eine entsprechende Anzahl an Teilnehmern stellt sich auf den Step, ohne dass die Füße den Boden berühren dürfen.

2. Funktionelles Training einmal anders

Neben dem konventionellen Einsatz des Stepgeräts, können die Stepplattform und die Supports zu spezifischen Trainingshilfen umfunktioniert werden.

Die Plattform dient beispielsweise als Balancierhilfe zur Durchführung funktioneller Dehnübungen. Nachfolgend beschreiben wir zwei exemplarische Möglichkeiten.

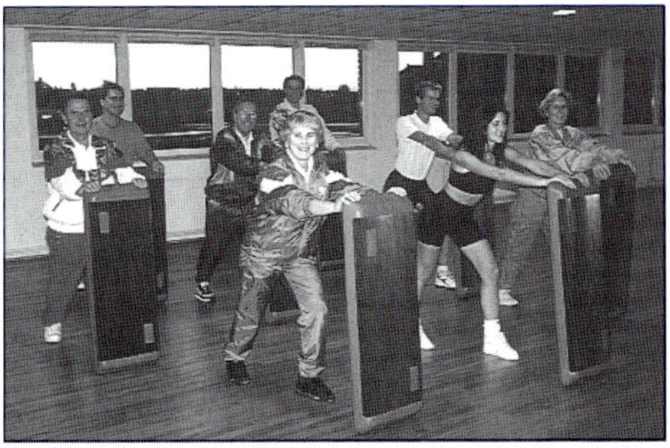

Dehnung der Wadenmuskulatur

Dehnung der Oberschenkelvorderseite

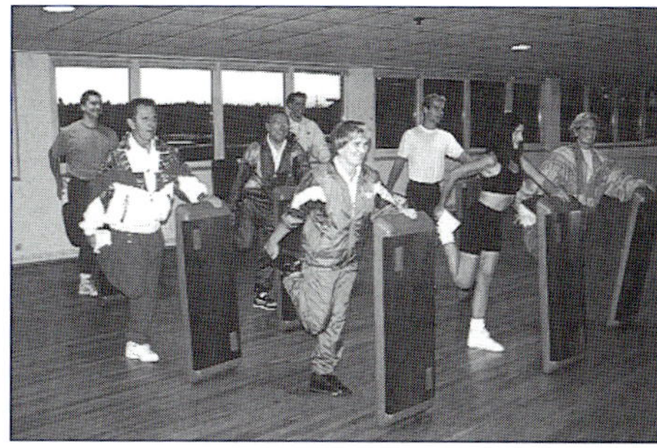

Plattform und Supports können darüber hinaus als Gewichte bei der Durchführung von Kräftigungsübungen genutzt werden. Auch hierzu einige Ideen:

Kräftigung der Armmuskulatur (Armstrecker)

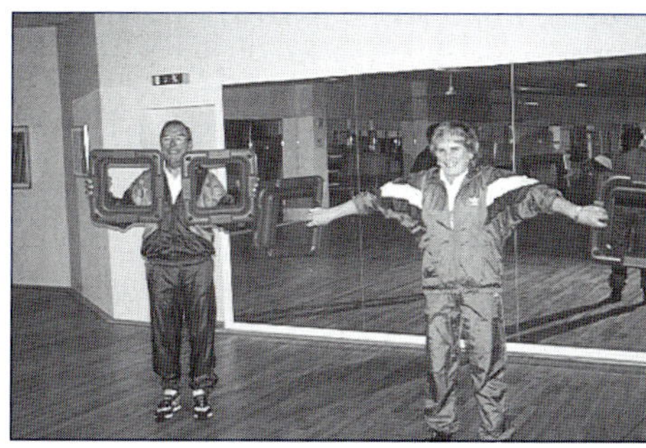

Kräftigung der Brustmuskulatur

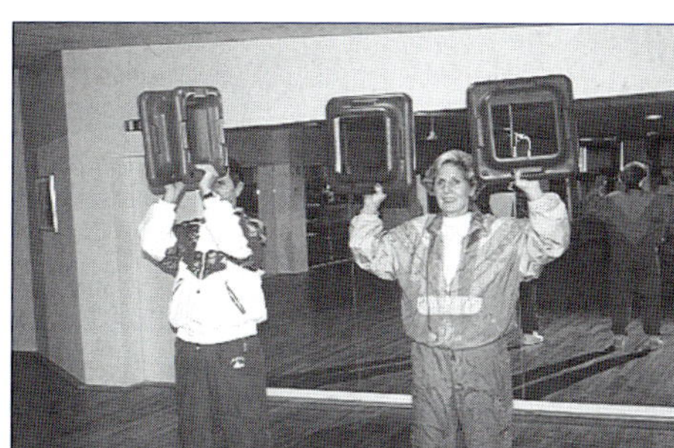

Kräftigung der Rückenmuskulatur/Rumpf- und Beinmuskulatur

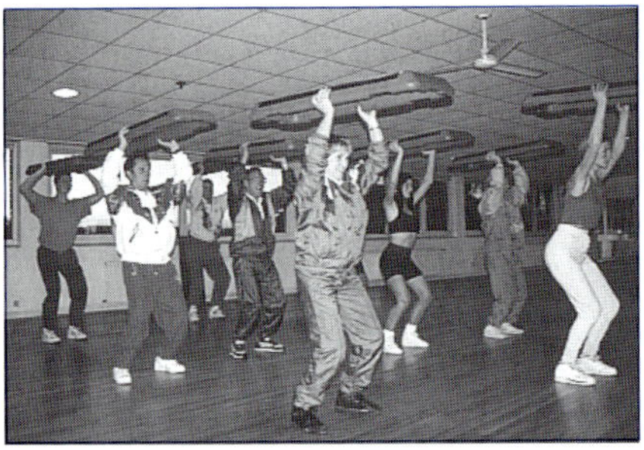

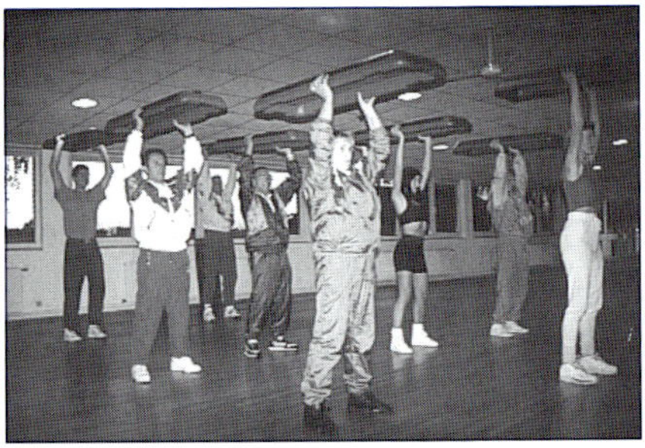

3. Beweglichkeit und Koordination für Ältere

Mit verschiedenen Teilen des Stepgerätes werden allein oder zu zweit auf Musik rhythmische Bewegungen mit den Supports oder der Plattform ausgeführt. So können die Supports in Partnerübungen vor und rück, hoch und tief oder kreisend bewegt werden.

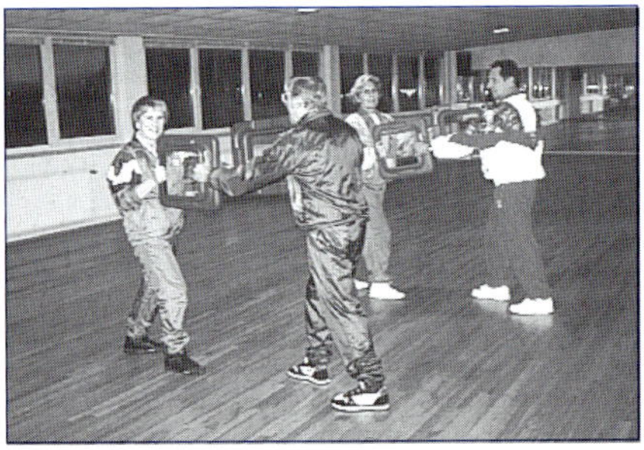

Partnerübung

5 Programme für die Praxis

Programme setzen sich, wie vorab ausgeführt, aus drei oder fünf Phasen zusammen (vgl. Kap. 3). Zu jeder Phase haben wir nachfolgend konkrete Unterrichtsbeispiele ausgeführt. Je nach Stundenziel, Leistungsstand der Teilnehmer und Zielgruppe lassen sich diese Beispiele beliebig zu Trainingsstunden kombinieren (Baukastenprinzip).

5.1 PHASE: Warm-up

Bsp.: Warm-up I

ZZ	Beinbewegungen	Wdh.	Armbewegungen	Wdh.
1-32	Walk am Platz	32x	Arme über die Seithalte in die Hochhalte und zurückführen, dabei intensives Ein- und Ausatmen	4x
1-8	Walk out (2. Pos. parallel)	8x	Walking Arms	8x
1-8	Walk in (1. Pos. parallel)	8x	Walking Arms	8x
1-4	Walk out (2. Pos. parallel)	4x	Walking Arms	4x
1-4	Walk in (1. Pos. parallel)	4x	Walking Arms	4x
1-2	Walk out (2. Pos. parallel)	2x	Walking Arms	2x
1-2	Walk in (1. Pos. parallel)	2x	Walking Arms	2x
1-2	Walk out (2. Pos. parallel)	2x	Walking Arms	2x
1-2	Walk in (1. Pos. parallel)	2x	Walking Arms	2x
1-32	V-Step	8x	Pumping Arms (1-3) und Clap Hands (4)	8x
1-32	Side Lunge (re und li im Wechsel)	8x	ohne Arme	–
1-32	Side Lunge	8x	Triceps Kick Side	16x
1-16	Side Lunge	4x	ohne Arme	–
1-16	Side Lunge	4x	Triceps Kick Side	8x
1-8	Side Lunge	2x	ohne Arme	–
1-8	Side Lunge	2x	Triceps Kick Side	4x
1-4	Side Lunge	1x	ohne Arme	–
1-4	Side Lunge	1x	Triceps Kick Side	2x
1-4	Side Lunge	1x	ohne Arme	–
1-4	Side Lunge	1x	Triceps Kick Side	2x
1-16	Side to Side	8x	ohne Arme	–
1-16	Side to Side	8x	Chest Press	8x

1-16	Side to Side	8x	ohne Arme	–
1-16	Side to Side	8x	Overhead Press	8x
1-8	Side to Side	4x	Chest Press	4x
1-8	Side to Side	4x	Overhead Press	4x
1-8	Side to Side	4x	Chest Press	4x
1-8	Side to Side	4x	Overhead Press	4x
1-4	Side to Side	2x	Chest Press	2x
1-4	Side to Side	2x	Overhead Press	2x
1-4	Side to Side	2x	Chest Press	2x
1-4	Side to Side	2x	Overhead Press	2x
1-16	Side to Side	8x	no Arms	–
1-16	Hop Scotch	8x	no Arms	–
1-16	Hop Scotch	8x	Punching Arms	8x
1-16	Hop Scotch	8x	Lateral Raises	8x
1-8	Hop Scotch	4x	Punching Arms	4x
1-8	Hop Scotch	4x	Lateral Raises	4x
1-8	Hop Scotch	4x	Punching Arms	4x
1-8	Hop Scotch	4x	Lateral Raises	4x
1-4	Hop Scotch	2x	Punching Arms	2x
1-4	Hop Scotch	2x	Lateral Raises	2x
1-4	Hop Scotch	2x	Punching Arms	2x
1-4	Hop Scotch	2x	Lateral Raises	2x
1-8	Hop Scotch	4x	no Arms	–
1-8	Side to Side	4x	no Arms	–
1-8	Step Touch	4x	no Arms	–
1-8	Step Touch	4x	Clap Hands	4x
1-32	Double Side Step	8x	no Arms	–
1-32	Double Side Step	8x	Rowing Arms	16x
1-16	Double Side Step	4x	no Arms	–
1-16	Double Side Step	4x	Rowing Arms	8x
1-16	Double Side Step	4x	Rowing Arms	8x
1-16	Step Touch	8x	Clap Hands	8x
1-8	Double Side Step	2x	Rowing Arms	4x
1-8	Step Touch	4x	Clap Hands	4x
1-4	Double Side Step (right)	1x	Rowing Arms	2x
1-4	Step Touch	2x	Clap Hands	2x
1-4	Double Side Step (left)	1x	Rowing Arms	2x
1-4	Step Touch	2x	Clap Hands	2x
1-32	Walking on the Spot	32x	Shake your Arms out	32x

Bsp.: Warm-up II

rechter Fuß führt

ZZ	Beinbewegungen	Wdh.	Armbewegung	Wdh.
1-16	Plié	8x		
1-16	Relevé (Ballenstand)	8x		
1-8	Plié	4x		
1-8	Tip Toe	4x		
1-8	Plié	4x		
1-8	Tip Toe	4x		
1-4	Plié	2x		
1-4	Tip Toe	2x		
1-4	Plié	2x		
1-4	Tip Toe	2x		
1-4	Plié	2x		
1-4	Tip Toe	2x		
1-2	Plié	1x		
1-2	Tip Toe	1x		
1-2	Plié	1x		
1-2	Tip Toe	1x		
1-16	Bounce	16x	Walking Arms	
1-16	Wdh. am Platz	16x	Walking Arms	
1-4	Walk forward (nach vorn)	4x		
1-4	Walk am Platz	4x		
1-4	Walk back (zurück)	4x		
1-4	Walk am Platz	4x		
1-4	Walk am Platz	4x	Lateral Pulls	2x
1-4	Walk forward	4x	Lateral Pulls	2x
1-4	Walk am Platz	4x	Lateral Pulls	2x
1-4	Walk back	4x	Lateral Pulls	2x
1-8	Step Touch	4x	ohne Arme	–
1-8	Step Touch	4x	Lateral Raises	4x
1-8	Double Side Step	2x	ohne Arme	–
1-8	Double Side Step	2x	Lateral Raises	4x
1-4	Double Side Step (re)	1x	ohne Arme	–
1-4	Walk forward	4x	ohne Arme	–
1-4	Double Side Step (li)	1x	ohne Arme	–
1-4	Walk back	4x	ohne Arme	–
1-4	Double Side Step (re)	1x	Lateral Raises	2x
1-4	Walk forward	4x	Lateral Pulls	2x
1-4	Double Side Step (li)	1x	Lateral Raises	2x
1-4	Walk back	4x	Lateral Pulls	2x

1-16	Grapevine Step	4x	ohne Arme	–
1-16	Grapevine Step	4x	Shoulder Pulls	8x
1-4	Grapevine Step (re)	1x	Shoulder Pulls	2x
1-4	Walk on the Spot	4x	Walking Arms	4x
1-4	Grapevine Step (li)	1x	Shoulder Pulls	2x
1-4	Walk on the Spot	4x	Walking Arms	4x
1-4	Grapevine Step (re)	1x	Shoulder Pulls	2x
1-4	Side Lunge (li/ re)	2x	Diagonal Punch	2x
1-4	Grapevine Step (li)	1x	Shoulder Pulls	2x
1-4	Side Lunge (li/ re)	2x	Diagonal Punch	2x
1-4	Grapevine Step (re) – auf ZZ 4, Tap auf dem rechten Stepende.	1x	Punching Arms (1-3) - auf ZZ 4 Clap Hands	3x - 1x
1-4	Grapevine Step (li) – auf ZZ 4, Tap auf dem linken Stepende.	1x	Punching Arms (1-3) - auf ZZ 4 Clap Hands	3x - 1x
1-4	Grapevine Step (re) – auf ZZ 4, Tap auf dem rechten Stepende.	1x	Punching Arms (1-3) - auf ZZ 4 Clap Hands	3x - 1x
1-4	Grapevine Step (li) – auf ZZ 4, Tap auf dem linken Stepende.	1x	Punching Arms (1-3) - auf ZZ 4 Clap Hands	3x - 1x
1-4	Grapevine Step (re) – auf ZZ 4, Tap auf dem rechten Stepende.	1x	Circle Arms (1-3) - d. Clap (4)	1x - 2x
1-4	Grapevine Step (li) – auf ZZ 4, Tap auf dem linken Stepende.	1x	Circle Arms (1-3) - d. Clap (4)	1x - 2x
1-4	Grapevine mit Doubletap	1x	Circle Arms (1-3) - d. Clap (4)	1x - 2x
1-4	Grapevine mit Doubletap	1x	Circle Arms (1-3) - d. Clap (4)	1x - 2x
1-32	Grapevine Step	8x	Circle Arms mit Clap Hands auf ZZ 4	8x
1-32	Double Side Step	8x	Pendulum Arms	8x
1-32	Step Touch	16x	Clap Hands	16x
1-32	Walk am Platz 32x	32x	im Wechsel Armkreis auf und ab (auf 8 ZZ)	4x
1-16	Bounce	16x	Arme locker ausschütteln	16x
1-16	Plié (1. Pos. parallel)	8x	Hände in der Taille halten	–

5.2 PHASE: Pre-stretch

Bsp.: Pre-stretch

Ausgangsposition: on the Top 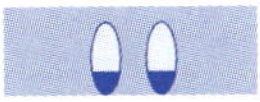

Beanspruchte Muskulatur	Übungsbeschreibung
Wade (rechts)	Der linke Fuß steht auf der Plattform, der Ballen des rechten Fußes wird auf der Stepkante abgestützt und die Ferse wird Richtung Boden gedrückt.
Hintere Oberschenkelmuskulatur (links)	Der rechte Fuß wird vor das Stepgerät gestellt, die linke Ferse bei gestrecktem Bein auf der Plattform abgestützt. Das rechte Bein wird im Kniegelenk gebeugt, gleichzeitig wird das Gesäß zurückgeschoben und der Oberkörper kompensatorisch nach vorn geneigt. Die Arme werden über die Seithalte in die Vorhalte geführt.
Vordere Oberschenkelmuskulatur (links)	Der Oberkörper wird aufgerollt und die linke Ferse wird an das Gesäß herangezogen. Das rechte Kniegelenk ist gebeugt, das Gesäß angespannt und der Bauch eingezogen. Der rechte Arm wird in die Hochhalte geführt.
Hüftbeuger (links)	Das rechte Bein wird im Kniegelenk gebeugt und das linke Bein gestreckt zurückgeführt. Der Oberkörper wird dabei auf dem rechten Oberschenkel abgestützt und die Arme werden auf der Plattform platziert. Das linke Bein wird in die 1. Position parallel zurückgeführt, der Oberkörper rollt auf.
Rückenmuskulatur	Beide Beine werden gebeugt (Plié), der Oberkörper wird bei geradem Rücken vorgeneigt, gleichzeitig werden die Hände hinter den Oberschenkeln verschränkt. Aus dieser Position wird der Rücken gerundet. Aufrollen in den Stand.
Seitliche Rumpfmuskulatur (links)	Bei aufrechter Körperhaltung werden beide Arme über den Kopf geführt, die re/li Hand umschließt den re/li Ellbogen. Der Oberkörper wird zur Seite geneigt.

Ausgangsposition on the Top: 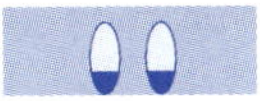

Die Dehnübungen werden anschließend in identischer Reihenfolge aber zur anderen Seite ausgeführt.

5.3 PHASE: Kardioteil/Choreografie

Es werden Beispiele für insgesamt zehn Choreografien gegeben. Für sechs Kombinationen wird zusätzlich die methodische Hinführung explizit ausgeführt.

Zielgruppe	Akzent sportlich-athletisch		Akzent tänzerisch-koordinativ	
Einsteiger	1	2	3	4
Fortgeschrittene	5	6	7	8
Könner	9		10	

1-10: Nummer der Choreografie

Querstep

Längsstep

Abb. 14: Überblick über die Stepchoreografien

Choreografie 1

Sportlich-athletische Anfänger

ZZ	Beinbewegungen	Wdh.	Armbewegungen	Wdh.
1-8	Hamstring Curl	2x	Biceps Curl	4x
9-16	Knee-lift Step	2x	Overhead Press	4x
17-24	Hamstring Curl	2x	Biceps Curl	4x
25-32	Knee-lift Step	2x	Overhead Press	4x

Choreografische Hinführung

ZZ	Beinbewegungen	Wdh.	Armbewegungen	Wdh.
1-32	Basic Step (re führt)	8x	Hände in der Taille	
1-16	Walking am Platz mit Tap li auf ZZ 16	16x	Hände in der Taille	
1-32	Basic Step (li führt)	8x	Hände in der Taille	
1-16	Walking am Platz mit Tap re auf ZZ 16	16x	Hände in der Taille	
1-32	Alternating Step mit Tap auf ZZ 2	8x	Hände in der Taille	
1-32	Hamstring Curl	8x	Hände in der Taille	
1-32	Hamstring Curl	8x	Biceps Curl	16x
1-16	Hamstring Curl	4x	Hände in der Taille	
1-16	Hamstring Curl	4x	Biceps Curl	8x
1-8	Hamstring Curl	2x	Hände in der Taille	
1-8	Hamstring Curl	2x	Biceps Curl	4x
1-32	Alternating Step mit Tap auf ZZ 2	8x		
1-32	Knee-lift Step	8x	Hände in der Taille	
1-32	Knee-lift Step	8x	Overhead Press	16x
1-16	Knee-lift Step	4x	Hände in der Taille	
1-16	Knee-lift Step	4x	Overhead Press	8x
1-8	Knee-lift Step	2x	Hände in der Taille	
1-8	Knee-lift Step	2x	Overhead Press	4x
1-32	Hamstring Curl	8x	Hände in der Taille	
1-32	Hamstring Curl	8x	Biceps Curl	16x
1-32	Knee-lift Step	8x	Hände in der Taille	
1-32	Knee-lift Step	8x	Overhead Press	16x
1-16	Hamstring Curl	4x	Hände in der Taille	
1-16	Hamstring Curl	4x	Biceps Curl	8x
1-16	Knee-lift Step	4x	Hände in der Taille	
1-16	Knee-lift Step	4x	Overhead Press	8x
1-8	Hamstring Curl	2x	Hände in der Taille	
1-8	Hamstring Curl	2x	Biceps Curl	4x
1-8	Knee-lift Step	2x	Hände in der Taille	
1-8	Knee-lift Step	2x	Overhead Press	4x
1-8	Hamstring Curl	2x	Hände in der Taille	
1-8	Hamstring Curl	2x	Biceps Curl	4x
1-8	Knee-lift Step	2x	Hände in der Taille	
1-8	Knee-lift Step	2x	Overhead Press	4x

Choreografie 2

Sportlich-athletische Anfänger

ZZ	Beinbewegungen	Wdh.	Armbewegungen	Wdh.
1-8	V-Step	2x	Chest Press	
9-16	Turn Step	2x	Butterfly	
17-24	V-Step	2x	Chest Press	
25-32	Turn Step	2x	Butterfly	

Choreografische Hinführung

ZZ	Beinbewegungen	Wdh.	Armbewegungen	Wdh.
1-32	Basic Step (re führt)	8x	Hände in die Taille	
1-16	Walk am Platz mit Tap li auf ZZ 16	16x	Hände in die Taille	
1-32	Basic Step (li führt)	8x	Hände in die Taille	
1-16	Walk am Platz mit Tap re auf ZZ 16	16x	Hände in die Taille	
1-32	Alternating Step mit Tap auf ZZ 4	8x	Hände in die Taille	
1-32	V-Step	8x	Hände in die Taille	
1-32	V-Step	8x	Chest Press	16x
1-16	V-Step	4x	Hände in die Taille	
1-16	V-Step	4x	Chest Press	8x
1-8	V-Step	2x	Hände in die Taille	
1-8	V-Step	2x	Chest Press	4x
1-8	V-Step	2x	Hände in die Taille	
1-8	V-Step	2x	Chest Press	4x
	über 1-8 zu 1-32 zurück			
1-32	Alternating Step re mit Tap auf ZZ 4	8x	Hände in die Taille	
1-32	U-Step	8x	Hände in die Taille	
1-32	Turn Step	8x	Hände in die Taille	
1-16	U-Step	4x	Hände in die Taille	
1-16	U-Step	4x	Butterfly	8x
1-8	U-Step	2x	Hände in die Taille	
1-8	U-Step	2x	Butterfly	4x
1-32	Turn Step	8x	Hände in die Taille	
1-32	Turn Step	8x	Butterfly	16x
1-16	Turn Step	4x	Hände in die Taille	
1-16	Turn Step	4x	Butterfly	8x

1-8	Turn Step	2x	Hände in die Taille	
1-8	Turn Step	2x	Butterfly	4x
1-32	U-Step	8x	Hände in die Taille	
1-16	V-Step	4x	Hände in die Taille	
1-16	V-Step	4x	Chest Press	
1-8	V-Step	2x	Hände in die Taille	
1-8	V-Step	2x	Chest Press	
1-16	Turn Step	4x	Hände in die Taille	
1-16	Turn Step	4x	Butterfly	
1-8	Turn Step	2x	Hände in die Taille	
1-8	Turn Step	2x	Butterfly	
1-16	V-Step	4x	Chest Press	
1-16	Turn Step	4x	Butterfly	
1-8	V-Step	2x	Chest Press	
1-8	Turn Step	2x	Butterfly	
1-8	V-Step	2x	Chest Press	
1-8	Turn Step	2x	Butterfly	

kann beliebig wiederholt werden

Choreografie 3

Zielgruppe: Anfänger/Akzent: tänzerisch-koordinativ
(Anm.: Wenn keine Anweisungen vorliegen, beginnt immer der rechte Fuß.)

ZZ	Beinbewegungen	Wdh.	Armbewegungen	Wdh.
1-8	Knee-lift Step im Wechsel in die li u. re Diagonale	2x	1, 2: beidarmiger Armkreis mit Jazzhands; 3, 4: Pumping Arms	2x
9-16	Sidelift Step im Wechsel in die li u. re Diagonale	2x	Criss Cross Arms mit Schnipser auf 2	2x
17-24	Knee-lift Step im Wechsel in die li u. re Diagonale	2x	1, 2: beidarmiger Armkreis mit Jazzhands; 3, 4: Pumping Arms	2x
25-32	Sidelift Step im Wechsel in die li u. re Diagonale	2x	Criss Cross Arms mit Schnipser auf 2	2x

Choreografische Hinführung

ZZ	Beinbewegungen	Wdh.	Armbewegungen	Wdh.
1-32	Alternating Step mit Tap auf ZZ 2 zur Front	8x	Hände in der Taille	
1-32	Knee-lift Step	8x	Hände in der Taille	
1-32	Knee-lift Step	8x	1, 2: beidarmiger Armkreis mit Jazzhands; 3,4: Pumping Arms	8x
1-32	Knee-lift Step	8x	Hände in der Taille	
1-32	Knee-lift Step	8x	1, 2: beidarmiger Armkreis mit Jazzhands; 3,4: Pumping Arms	8x
1-16	Knee-lift Step	4x	Hände in der Taille	
1-16	Knee-lift Step	4x	1, 2: beidarmiger Armkreis mit Jazzhands; 3,4: Pumping Arms	4x
1-16	Knee-lift Step	4x	Hände in der Taille	
1-16	Knee-lift Step	4x	1, 2: beidarmiger Armkreis mit Jazzhands; 3,4: Pumping Arms	4x
1-8	Knee-lift Step	2x	Hände in der Taille	
1-8	Knee-lift Step	2x	1, 2: beidarmiger Armkreis mit Jazzhands; 3,4: Pumping Arms	2x
1-8	Knee-lift Step	2x	Hände in der Taille	
1-8	Knee-lift Step	2x	1, 2: beidarmiger Armkreis mit Jazzhands; 3,4: Pumping Arms	2x
1-32	Alternating Step mit Tap auf ZZ 2	8x	Hände in der Taille	
1-32	Sidelift Step	8x	Hände in der Taille	
1-32	Sidelift Step	8x	Criss Cross Arms mit Schnipser auf 2	8x
1-32	Sidelift Step	8x	Hände in der Taille	
1-32	Sidelift Step	8x	Criss Cross Arms mit Schnipser auf 2	8x
1-16	Sidelift Step	4x	Hände in der Taille	
1-16	Sidelift Step	4x	Criss Cross Arms mit Schnipser auf 2	4x
1-16	Sidelift Step	4x	Hände in der Taille	
1-16	Sidelift Step	4x	Criss Cross Arms mit Schnipser auf	4x
1-8	Sidelift Step	2x	Hände in der Taille	
1-8	Sidelift Step	2x	Criss Cross Arms mit Schnipser auf	2x
1-8	Sidelift Step	2x	Hände in der Taille	
1-8	Sidelift Step	2x	Criss Cross Arms mit Schnipser auf	2x
1-32	Alternating Step mit Tap auf ZZ 2 zur Front	8x	Hände in der Taille	
1-32	Alternating Step mit Tap auf ZZ 2 in die Diagonale	8x	Hände in der Taille	

1-32	Knee-lift Step im Wechsel in die li und re Diagonale	8x	Hände in der Taille	
1-32	Knee-lift Step im Wechsel in die li und re Diagonale	8x	1, 2: beidarmiger Armkreis mit Jazzhands; 3, 4: Pumping Arms	8x
1-16	Knee-lift Step im Wechsel in die li und re Diagonale	4x	Hände in der Taille	
1-16	Knee-lift Step im Wechsel in die li und re Diagonale	4x	1, 2: beidarmiger Armkreis mit Jazzhands; 3, 4: Pumping Arms	4x
1-8	Knee-lift Step im Wechsel in die li und re Diagonale	2x	Hände in der Taille	
1-8	Knee-lift Step im Wechsel in die li und re Diagonale	2x	1, 2: beidarmiger Armkreis mit Jazzhands; 3, 4: Pumping Arms	2x
1-8	Knee-lift Step im Wechsel in die li und re Diagonale	2x	Hände in der Taille	
1-8	Knee-lift Step im Wechsel in die li und re Diagonale	2x	1, 2: beidarmiger Armkreis mit Jazzhands; 3, 4: Pumping Arms	2x
1-32	Sidelift Step im Wechsel in die li und re Diagonale	8x	Hände in der Taille	8x
1-32	Sidelift Step im Wechsel in die li und re Diagonale	8x	Criss Cross Arms mit Schnipser auf 2	8x
1-16	Sidelift Step im Wechsel in die li und re Diagonale	4x	Hände in der Taille	4x
1-16	Sidelift Step im Wechsel in die li und re Diagonale	4x	Criss Cross Arms mit Schnipser auf 2	4x
1-8	Sidelift Step im Wechsel in die li und re Diagonale	2x	Hände in der Taille	2x
1-8	Sidelift Step im Wechsel in die li und re Diagonale	2x	Criss Cross Arms mit Schnipser auf 2	2x
1-8	Sidelift Step im Wechsel in die li und re Diagonale	2x	Hände in der Taille	2x
1-8	Sidelift Step im Wechsel in die li und re Diagonale	2x	Criss Cross Arms mit Schnipser auf 2	2x
1-32	Knee-lift Step im Wechsel in die li und re Diagonale	8x	1, 2: beidarmiger Armkreis mit Jazzhands; 3, 4: Pumping Arms	8x
1-32	Sidelift Step im Wechsel in die li und re Diagonale	8x	Criss Cross Arms mit Schnipser auf 2	8x
1-16	Knee-lift Step im Wechsel in die li und re Diagonale	4x	1, 2: beidarmiger Armkreis mit Jazzhands; 3, 4: Pumping Arms	4x
1-16	Sidelift Step im Wechsel in die li und re Diagonale	4x	Criss Cross Arms mit Schnipser auf 2	4x

1-8	Knee-lift Step im Wechsel in die li und re Diagonale	2x	1, 2: beidarmiger Armkreis mit Jazzhands; 3, 4: Pumping Arms	2x
1-8	Sidelift Step im Wechsel in die li und re Diagonale	2x	Criss Cross Arms mit Schnipser auf 2	2x
1-8	Knee-lift Step im Wechsel in die li und re Diagonale	2x	1, 2: beidarmiger Armkreis mit Jazzhands; 3, 4: Pumping Arms	2x
1-8	Sidelift Step im Wechsel in die li und re Diagonale	2x	Criss Cross Arms mit Schnipser auf 2	2x

Choreografie 4

Zielgruppe: Anfänger/Akzent: tänzerisch-koordinativ

Anm.: Falls nicht anders beschrieben, immer mit re Fuß beginnen.

ZZ	Beinbewegungen	Wdh.	Armbewegungen	Wdh.
1-4	Turn Step li	1x	li Arm „around the head"	1x
5-8	Turn Step re	1x	Circle Arms	1x
9-12	Turn Step li	1x	re Arm „around the head"	1x
13-16	Turn Step re	1x	Circle Arms	1x
verbaler Hinweis beim Up & Over nach re: sofort ein Up & Over nach li anschließen				
17-20	Turn Step li	1x	Circle Arms	1x
21-24	Turn Step re	1x	re Arm „around the head"	1x
25-28	Turn Step re	1x	Circle Arms	1x
29-32	Turn Step li	1x	li Arm „around the head"	1x

Choreografische Hinführung

ZZ	Beinbewegungen	Wdh.	Armbewegungen	Wdh.
1-32	Alternating Step mit Tap auf ZZ 4 zur Front	8x	Hände in der Taille	
1-32	U-Step zur Front	8x	Hände in der Taille	
1-32	Turn Step	8x	Hände in der Taille	
1-32	U-Step zur Front	8x	Hände in der Taille	
1-32	Alternating Step	8x	Hände in der Taille	
1-32	Alternating Step	8x	re/li Arm im Wechsel: „around the head"	8x
1-32	U-Step zur Front	8x	re/li Arm im Wechsel: „around the head"	8x
1-32	Turn Step	8x	re/li Arm im Wechsel: „around the head"	8x
1-16	Turn Step	4x	Hände in der Taille	

1-16	Turn Step	4x	re/li Arm im Wechsel: „around the head"	4x
1-8	Turn Step	2x	Hände in der Taille	
1-8	Turn Step	2x	re/li Arm im Wechsel: „around the head"	2x
1-8	Turn Step	2x	Hände in der Taille	
1-8	Turn Step	2x	re/li Arm im Wechsel: „around the head"	2x
1-32	Up Tap, Down Tap (seitlich stehend), re Fuß führt	8x	Hände in der Taille	
1-28	Up & Over (= Double Side Step)/ nach re	7x	Hände in der Taille	
29-32	ist ein Up Tap Down Tap (li Fuß führt)	1x	Hände in der Taille	
1-28	Up Tap Down Tap	7x	Hände in der Taille	
29-32	Up & Over (nach li)	1x	Hände in der Taille	
1-32	Up & Over	8x	Circle Arms	8x
1-16	Up & Over	4x	Hände in der Taille	4x
1-16	Up & Over	4x	Circle Arms	4x
1-8	Up & Over	2x	Hände in der Taille	2x
1-8	Up & Over	2x	Circle Arms	2x
1-8	Up & Over	2x	Hände in der Taille	2x
1-8	Up & Over	2x	Circle Arms	2x
1-32	Turn Step	8x	re/li Arm im Wechsel: „around the head"	8x
1-32	Up & Over	8x	Circle Arms	8x
1-16	Turn Step	4x	re/li Arm im Wechsel: „around the head"	4x
1-16	Up & Over	4x	Circle Arms	4x
1-8	Turn Step	2x	re/li Arm im Wechsel: „around the head"	2x
1-8	Up & Over	2x	Circle Arms	2x
1-4	Turn Step	1x	Hände in der Taille	
1-12	Up Tap Down Tap (li}	3x	Hände in der Taille	
1-32	Up & Over (verbales cueing – nächste Folge ansagen)	8x	Hände in der Taille	
1-4	Turn Step li	1x	li Arm „around the head"	1x
5-8	Up & Over re	1x	Circle Arms	1x
9-12	Turn Step li	1x	re Arm „around the head"	1x
13-1	Up & Over re	1x	Circle Arms	1x

verbaler Hinweis beim Up & Over re: sofort ein Up & Over li anschließen				
17-20	Up & Over li	1x	Circle Arms	1x
21-24	Turn Step re	1x	re Arm „around the head"	1x
25-28	Up & Over re	1x	Circle Arms	1x
29-32	Turn Step li	1x	li Arm „around the head"	1x

Choreografie 5
Zielgruppe: Fortgeschrittene –
Akzent: Kombi (sportlich-athletisch) Querstep

Elemente	ZZ	Position am Step	Beinbewegungen	Wdh.	Armbewegungen	Wdh.
Element A	1-8	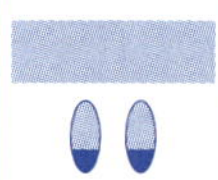	Lunge Back Step	1x	Triceps Kick Back (während der beiden Lunges)	2x
	1-8	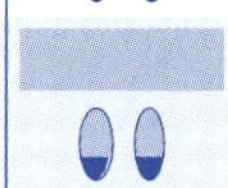	Lunge Side Step	1x	Diagonal Punch (während der beiden Lunges)	2x
	1-8	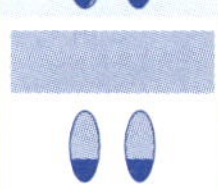	Lunge Back Step	1x	Triceps Kick Back	2x
	1-8	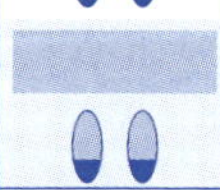	Lunge Side Step	1x	Diagonal Punch	2x
Element B	1-16	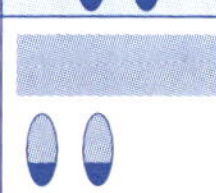	U-Pattern als Variante; d.h.: anstelle Up Tap Down Down, Up Knee-lift, Touch Sidelift, Touch Knee-lift Down, Down und entsprechend zur anderen Seite	2x	im Wechsel Shoulder Pull und Deltoid Arms	 4x 4x
Element C	1-32	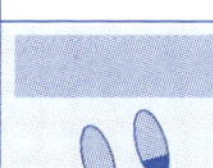	Fly around the Step	1x	Walking Arms	32x
Element D	1-32	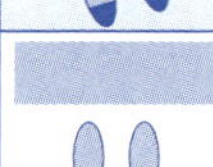	V-Step (im Wechsel re und li)	8x	Chest Press	16x

Choreografie 6

Zielgruppe: Fortgeschrittene – Akzent: (sportlich-athletisch) Längsstep

Elemente	ZZ	Beinbewegungen	Wdh.	Armbewegungen	Wdh.
		Ausgangsposition: on the Top			
Element A	1-32	Walk on the Top	32x		
	1-32	Walk on the Top mit Tap auf ZZ 4, re beginnend	8x		
	1-32	im Wechsel Straddle Down, Down Up Tap (re beginnend)= Alternately Straddle	8x		
	1-32	Straddle Down, Down Up Tap (li beginnend) bei der 8. Wiederholung Tap auf ZZ 4, sodass Seitenwechsel	8x	or alternative Schreibweise: Straddle Down (re führt) Alternating Straddle	 7x 1x
	1-32	Straddle Down, Down Up Tap (li beginnend) bei der 8. Wiederholung, Tap auf ZZ 4, sodass Seitenwechsel	8x	Straddle Down (li führt) Alternating Straddle	7x 1x
	1-16	Straddle Down re Alternating Straddle	3x 1x		
	1-16	Straddle Down li Alternating Straddle	3x 1x		
	1-8	Straddle Down re Alternating Straddle	1x 1x		
	1-8	Straddle Down li Alternating Straddle	1x 1x		
	1-8	Straddle Down re Alternating Straddle	1x 1x		
	1-8	Straddle Down li Alternating Straddle	1x 1x		
	1-32	Alternating Straddle	8x		
	1-32	Alternating Straddle	8x	im Wechsel: 1,2: Overhead Press; 3,4: Chest Press	8x
	1-16	Alternating Straddle	4x	im Wechsel: 1,2: Overhead Press; 3,4: Chest Press	4x
	1-16	Alternating Straddle	4x		
Element B	1-32	Walk on the Top	32x		
	1-32	Side Centre re, Side Centre li on the Top	8x		

	1-32	Side Centre re, li in die Diagonale = Side Lunge im Wechsel	16x		
	1-32	Side Centre li, in die re Diagonale	16x		
	1-32	Side Lunge im Wechsel (re beginnend)	16x	Diagonal Punch	16x
	1-16	Side Lunge im Wechsel re und li	4x		
	1-16	Side Lunge im Wechsel re und li	4x	Diagonal Punch	8x
Element A+B	1-32	Walk on the Top	32x		
	1-16	Straddle Down re Alternating Straddle	3x 1x		
	1-16	Straddle Down li Alternating Straddle	3x 1x	im Wechsel: 1,2: Overhead Press; 3, 4: Chest Press	4x
	1-16	Side Lunge im Wechsel re und li (re beginnend)	4x		
	1-16	Side Lunge im Wechsel re und li (re beginnend)	4x	Diagonal Punch	8x
	1-16	Straddle Down re Alternating Straddle	3x 1x	im Wechsel: 1,2: Overhead Press; 3, 4: Chest Press	4x
	1-16	Straddle Down li Alternating Straddle	3x 1x	im Wechsel: 1,2: Overhead Press; 3, 4: Chest Press	4x
	1-32	Side Lunge im Wechsel re und li (re beginnend)	8x	Diagonal Punch	16x
	1-8	Straddle Down re Alternating Straddle	1x 1x	im Wechsel: 1,2: Overhead Press; 3, 4: Chest Press	2x
	1-8	Straddle Down li Alternating Straddle	1x 1x	im Wechsel: 1,2: Overhead Press; 3, 4: Chest Press	2x
	1-16	Side Lunge im Wechsel re und li (re beginnend)	4x	Diagonal Punch	8x
Element C	1-32	Walk on the Top	32x		
	1-32	Lunge Back im Wechsel re und li (re beginnend)	8x		

	1-32	Lunge Back im Wechsel re und li (re beginnend)	8x	Rowing Arms	16x
	1-16	Lunge Back im Wechsel re und li (re beginnend)	4x	ohne Arme	–
	1-16	Lunge Back im Wechsel re und li (re beginnend)	4x	Rowing Arms	8x
Element A+B+C	1-32	Walk on the Top	32x		
	1-16	Straddle Down re Alternating Straddle	3x 1x	im Wechsel: 1,2: Overhead Press; 3, 4: Chest Press	4x
	1-16	Straddle Down li Alternating Straddle	3x 1x	im Wechsel: 1,2: Overhead Press; 3, 4: Chest Press	4x
	1-32	Side Lunge im Wechsel re und li (re beginnend)	8x	Diagonal Punch	16x
	1-32	Lunge Back im Wechsel re und li (re beginnend)	8x	Rowing Arms	16x
	1-8	Straddle Down re Alternating Straddle	1x 1x	im Wechsel: 1,2: Overhead Press; 3, 4: Chest Press	2x
	1-8	Straddle Down li Alternating Straddle	1x 1x	Im Wechsel: 1,2: Overhead Press; 3, 4: Chest Press	2x
	1-16	Side Lunge im Wechsel re und li (re beginnend)	4x	Diagonal Punch	8x
	1-16	Lunge Back im Wechsel re und li (re beginnend)	4x	Rowing Arms	8x
	1-8	Alternating Straddle (re/li)	2x	im W. 1,2: Overh. Press	2x
	1-4	Side Lunge im Wechsel re und li	1x	Diagonal Punch	2x
	1-4	Lunge Back im Wechsel re und li	1x	Rowing Arms	2x
Element D	1-32	Walk on the Top	32x		
	1-32	Basic Step (Down Down Up Up) re Fuß führt	8x	Biceps Curl (beidarmig)	
	1-32	Basic Step	8x		16x
	1-16	Basic Step	4x	Biceps Curl (beidarmig)	
	1-16	Basic Step	4x		8x

Element	1-32	Walk on the Top	32x		
A+B+C+D	1-32	Straddle Down re Alternating Straddle	 8x	im Wechsel: 1,2: Overhead Press; 3, 4: Chest Press	8x
	1-32	Side Lunge im Wechsel re und li (re beginnend)	8x	Diagonal Punch	16x
	1-32	Lunge Back im Wechsel re und li (re beginnend)	8x	Rowing Arms	16x
	1-32	Basic Step re Alternating Step	7x 1x	Biceps Curl (beidarmig)	16x
	1-32	Walk on the Top			
jetzt wird das bewegungsführende Bein gewechselt					
	1-32	Straddle Down li Alternating Straddle	8x	im Wechsel: 1,2: Overhead Press 3, 4: Chest Press	8x
	1-32	Side Lunge im Wechsel re und li (re beginnend)	8x	Diagonal Punch	16x
	1-32	Lunge Back im Wechsel re und li (li beginnend)	8x	Rowing Arms	16x
	1-32	Basic Step li Alternating Step	7x 1x	Biceps Curl (beide Arme)	16x
	1-32	Walk on the Top		alternately: 1,2: overhead im	
danach Originalkombination					
	1-16	Straddle Down (re beginnend)	4x	Press; 3, 4: Chest Press Diagonal Punch	4x
	1-16	Side Lunge im Wechsel re und li (re beginnend)	4x	 Rowing Arms	8x
	1-16	Lunge Back im Wechsel re und li (re beginnend)	4x	 Biceps Curl (beide Arme)	8x
	1-16	Basic Step re Alternating Step mit Tap auf ZZ 4	3x 1x	 im Wechsel: 1,2: Overhead	8x
	1-16	Straddle Down (li beginnend)	4x	Press; 3, 4: Chest Press Diagonal Punch	4x
	1-16	Side Lunge im Wechsel li und re (li beginnend)	4x		8x

	1-16	Lunge Back im Wechsel li und re (li beginnend)	4x	Rowing Arms	8x
	1-16	Basic Step li Alternating Step mit Tap auf ZZ 4	3x 1x	Biceps Curl (beidarmig)	8x

Choreografie 7
Zielgruppe: Fortgeschrittene –
Akzent: tänzerisch-koordinativ

Elemente	ZZ	Position am Step	Beinbewegungen	Wdh.	Armbewegungen	Wdh.
Element A	1-8	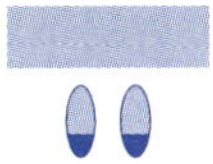	V-Step	2x	kombinierter Chest Press mit Rowing Arms	2x
	1-8	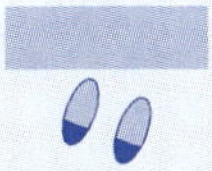	Pony Step (nur nach re); beim 2. Pony Step, auf ZZ 3+4 Down Tap	2x	Rolling Arms	8x
	1-8	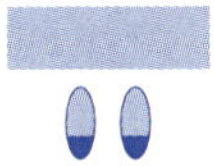	V-Step (erst li, dann nach re)	2x	kombinierter Chest Press mit Rowing Arms	2x
	1-8	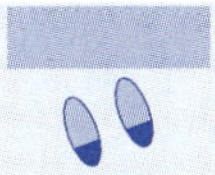	Pony Step (nur nach li); (beim 2. Pony Step auf ZZ 3+4 Down Tap	2x	Rolling Arms	2x
Element B	1-8	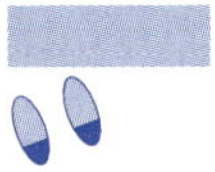	Repeat Knee-lift Step mit 1/4-Drehung um die li Schulter hin- und die re Schulter zurückdrehen 1. Knee-lift am Platz 2. gedreht 3. zurückgedreht	1x	Walking Arms	8x
	1-4	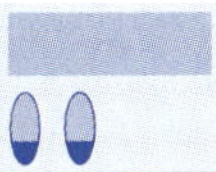	Reverse Turn Step (li Fuß beginnt)	1x	Arme locker mitschwingen lassen	

	1-4	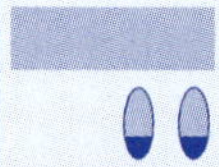	Jumping Jack (vor dem re Stepende)	2x	Deltoid Arms	2x
	1-8	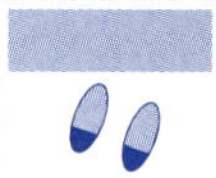	Repeat Knee-lift Step mit 1/4-Drehung um die re Schulter hin- und die li Schulter zurückdrehen 1. Knee-lift am Platz 2. gedreht 3. zurückgedreht	1x	Walking Arms	8x
	1-4	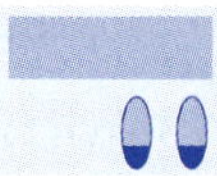	Reverse Turn Step (re Fuß beginnt)	1x	Arme locker mitschwingen lassen	
	1-4	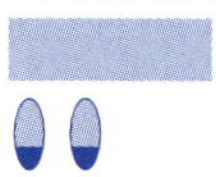	Jumping Jack (beim 2. Jumping Jack eine 1/8-Drehung nach li springen)	2x	Deltoid Arms	2x
Element C	1-2	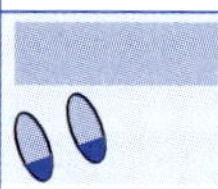	Tap Up – Tap Down (re beginnt)	1x	Pumping Arms	2x
	1-4	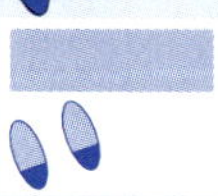	Charleston Step (re beginnt)	1x	Walking Arms	4x
	1-2	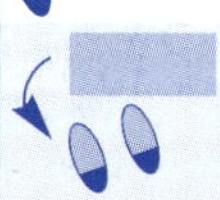	mit dem re Fuß Schritt nach vorn und in gesprungener Weise um die li Schulter eine 1/2- bis 3/4-Drehung ausführen	1x		
	1-8	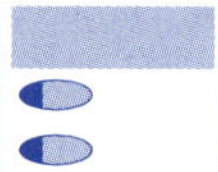	Turn Step (li)	2x	Semicircle Arms	2x
	1-2	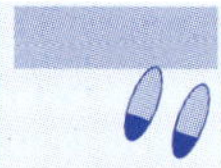	Tap Up – Tap Down	1x	Pumping Arms	2x
	1-4	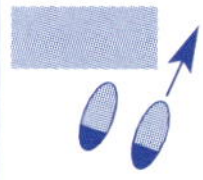	Charleston Step	1x	Walking Arms	4x

	1-2	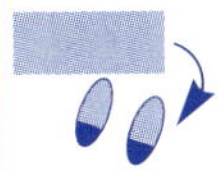	mit dem li Fuß Schritt nach vorn und in gesprungener Weise um die re Schulter eine 1/2- bis 3/4-Drehung ausführen			
	1-8	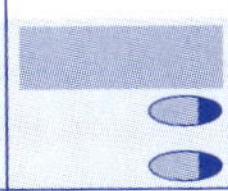	Turn Step (re)	2x	Semicircle Arms	
Element D	1-4	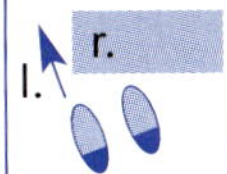	Kick Ball, Change Step mit 1/4-Drehung um die li Schulter	1x	Arme in die Taille, auf ZZ 4 Clap Hands	
	1-4	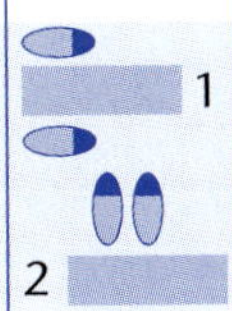	Kick Ball, Change Step mit 1/4-Drehung um die li Schulter (re beginnt)	1x	Arme in die Taille, auf ZZ 4 Clap Hands	2x
	1-4	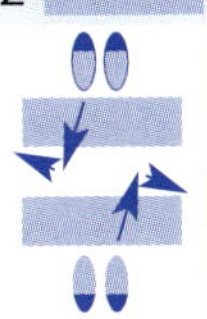	Piqué Jump Step (hin beginnt re/ zurück beginnt li)	2x	Circle Arms	
	1-4	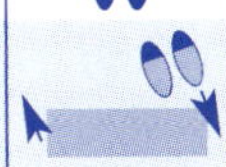	Kick Ball Change Straddle Step (re Fuß beginnt)	1x	Arme in die Taille, auf ZZ 4 Clap Hands	
	1-4	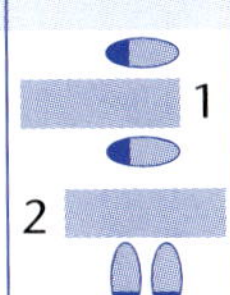	Kick Ball Change Step mit 1/4-Drehung um die li Schulter (re beginnt)	2x	Arme in die Taille, auf ZZ 4 Clap Hands	2x
	1-8	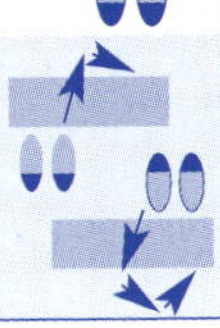	Piqué Jump Step (hin beginnt re/ zurück beginnt li)	1x	Circle Arms	

Choreografie 8

Zielgruppe: Fortgeschrittene, Akzent: tänzerisch-koordinativ

Blöcke	Elemente	ZZ	Position am Step	Beinbewegungen	Wdh.	Armbewegungen	Wdh.
Block A (nach li) 1-16	Element A (nach li)	1-8	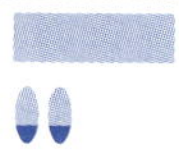	2 L-Pattern (High Impact)	2x	Clap Hands	4x
	Element B (nach li)	1-4	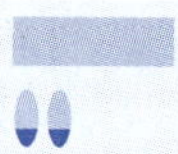	1 Charleston Kick Step	2x	Boxing Arms	4x
	Element C (nach li)	5, 6	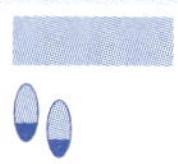	180°turn re 180° turn li		Hände in der Taille	
	Element D	7	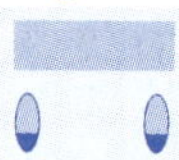	Squat re		Funky Arms	
		8	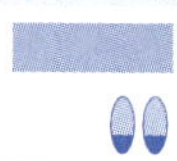	li an re heranzie-hen		Clap Hands	
Block B (wie Block A) (nach rechts) 1-16	Element A (nach rechts)	1-8	wie oben, mit links beginnend				
	Element B (nach rechts)	1-4	wie oben, mit links beginnend				
	Element C (nach rechts)	5, 6	wie oben, 180° Turn li beginnend				
	Element D	7 8	Squat li re an li heranziehen				
Block C 1-16	Element A	1-4	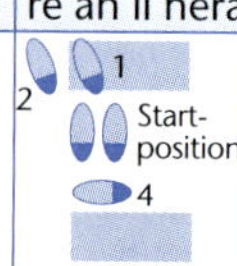	Kick Ball Change Straddle Step (re beginnend)	1x	Walking Arms	3x
		auf 4				double Clap Hands	1x
	Element B	5-8	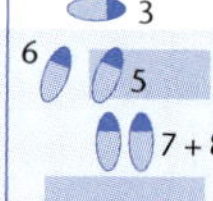	Kick Ball Change mit 1/4-Turn nach li	1x	Walking Arms	3x
		auf 4				Double Clap Hands	1x
	Element C	1-4	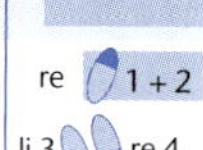	Piquésprung auf re mit 1/2-Turn nach re	1x	Armkreis aus-wärts	1x
	Element D	5-8	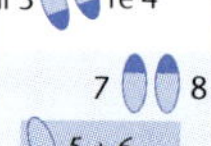	Piquésprung auf li mit 3/4-Turn nach li	1x	Armkreis aus-wärts	1x

Block D (wie Block C) 1-16	Element A	1-4		wie oben,Kick Ball Change Straddle Step (re beginnend)
	Element B	5-8		wie oben, Kick Ball Change mit 1/4-Turn nach li
	Element C	1-4		wie oben, Piquésprung auf re mit 1/2-Turn nach re
	Element D	5-8		wie oben, Piquésprung auf li mit 3/4-Turn nach li, bis zur Ausgangsposition

Choreografische Hinführung

Blöcke	Elemente	ZZ	Beinbewegungen	Wdh.	Armbewegungen	Wdh.
		1-12	Up re, Tap li, Down li, Tap re	3x	Hände in Taille	
		13-16	Up re, Tap li, Down, Down	1x	Hände in Taille	8x
		1-12	Up li, Tap re, re Down, Tap li	3x	bei jedem	
		13-16	Up li, Tap re, Down, Down	1x	Tap Clap Hands	
		1-16	wie oben in High Impact-Variante (gesprungen)			
		1-16	wie oben in High Impact-Variante (gesprungen)			
Block A	Element A	1-32	L-Pattern am li Stepende (re beginnt), in High Impact-Variante	8x	Clap Hands	16x
		32,33	Down, Down, mit Seitenwechsel zum re Stepende (diese Passage wird auch „Bridge" genannt)			
	Element A	1-32	L-Pattern am re Stepende (li leg) in High Impact-Variante		Clap Hands	16x
	Element B	1-32	Up re, Kick li, Down, Down li, back re (Charleston Step)	8x	Hände in Taille	
		1-32	Up re, Kick li, Down, Down li, back re (Charleston Step)	8x	Boxing Arms	32x
		31,32	Down, Down			
	Element C	1-32	Charleston Step und 180° Turn Jump; Walk re, Walk li	4x		
			Charleston Step und 180° Turn Jump; Walk re, Walk li	4x	Boxing Arms 4x, Hände in Taille, Funky Arms 2x	4x
	Element D	1-32	Squat re, Tap li, Walk li, re Squat li, Tap re, Walk re, li	8x		

	Element C und D	1-8	Up re, Kick li, Down li, Back re, Sprung 180°, Sprung 180° squat re, Tap li	1x	Diese Durchgänge jeweils ohne, dann mit Armen ausführen	
		1-8	Walk li, re	8x		
	Element C und D	1-8	Up li, Kick re, Down re, Back li, Sprung 180°, Sprung 180°, Squat li, Tap re	1x		
		1-8	Walk re, li	8x		
	Element C und D	1-8	Up re, Kick li, Down li, Back re, Sprung 180°, Sprung 180°, Squat re, Tap li	1x	2x ohne Arme	
	Element C und D	1-8	Up li, Kick re, Down re, Back li, Sprung 180°, Sprung 180°, Squat li, Tap re	1x		
	Element C und D	1-8	Up re, Kick li, Down li, Back re, Sprung 180°, Sprung 180°, Squat re, Tap li	1x	2x mit Armen	
	Element C und D	1-8	Up li, Kick re, Down re, Back li, Sprung 180°, Sprung 180°, Squat li, Tap re	1x		
		1-16	Block A		ohne Arme	
		1-16	Block B		ohne Arme	
		1-16	Block A		mit Armen	
		1-16	Block B		ohne Arme	
			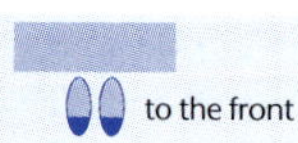			
		1-16	Kick Ball Change Step auf re	4x		
		1-16	Kick Ball Change Step auf li	4x		
		1-8	Kick Ball Change Step auf re	2x		
		1-8	Kick Ball Change Step auf li	2x		
		1-4	Kick Ball Change Step auf re	1x		
		1-4	Kick Ball Change Step auf li	1x		
		1-32	Kick Ball Change im Wechsel re/li	8x		
		1-32	Kick Ball Change im Wechsel re/li	8x	**Walking Arms and Double Clap Hands.** Arm der Trainer demonstriert währenddessen die Bewegungsfolge des Kick Ball Change Straddle Step	
		32 ZZ	1-4 Kick Ball Change Straddle Step in die Diagonale li	1x		
			5-8 Kick Ball Change Step	1x		
			1-8 Walks am Platz	8x		

		32 ZZ	1-4	Kick Ball Change Straddle Step in die Diagonale li	1x		
			5-8	Kick Ball Change Step	1x		
			1-8	Walks am Platz	8x		
			1-4	Kick Ball Change Straddle Step in die Diagonale li	1x		
			5-8	Kick Ball Change Step	1x	Walking Arms und Double Clap Hand	
			1-8	Walks am Platz	8x		
			1-4	Kick Ball Change Straddle Step in die Diagonale li	1x		
			5-8	Kick Ball Change Step	1x		
			1-8	Walks am Platz	8x		
		1-8	Walk am Platz		8x		
		1-32	Piquésprung re to the front, Piquésprung li to the Front im Wechsel		8x		
		1-32	Piquésprung re to the Front, Piquésprung li to the Front im Wechsel		8x	Arme auswärts kreisen Der Trainer demonstriert währenddessen den Piquésprung über den Step mit 1/2-Drehung.	
		1-32	Piquésprung re mit 1/2-Drehung; Piquésprung li mit 1/2-Drehung im Wechsel		8x	ohne Arme	
		1-32	Piquésprung re mit 1/2-Drehung; Piquésprung li mit 1/2-Drehung im Wechsel		8x	Armkreis auswärts	8x
		1-8	Walk am Platz		8x	Walking Arms	
		1-32	Block C und D kombinieren			ohne Arme	
		1-32	Block C und D kombinieren			mit Armen	
		1-64	Die Blöcke A-D kombinieren			ohne Arme	
		1-64	Die Blöcke A-D kombinieren			mit Armen	

Choreografie 9

Könner-Kombi (sportlich-athletisch) Querstep

Elemente	ZZ	Position am Step	Beinbewegungen	Wdh.	Armbewegungen	Wdh.
Element A	1-12	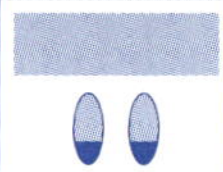	V-Step im Wechsel rechts und links (rechts beginnend)	3x	Rowing Arms	3x
	13-16	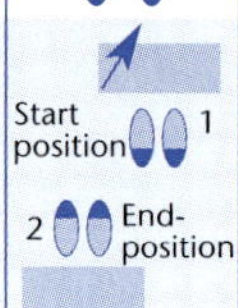	Flying Step mit 1/2-Turn um die rechte Schulter	1x 3x	Armkreis rückwärts	1x 3x
	1-12	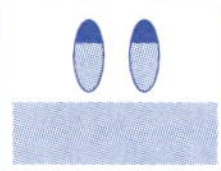	V-Step im Wechsel rechts und links (rechts beginnend)	3x	Rowing Arms	3x
	13-16	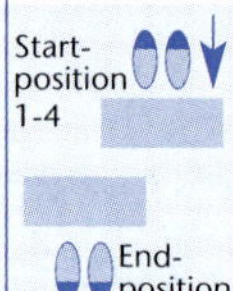	Flying Step mit 1/2-Turn um die rechte Schulter	1x 3x	Armkreis rückwärts	1x 3x
Element B	1-12	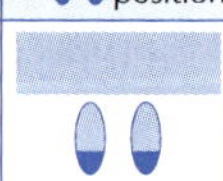	V-Step im Wechsel links und rechts (links beginnend)	3x	Rowing Arms	3x
	13-16	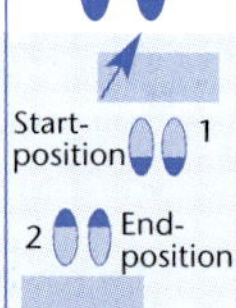	Flying Step mit 1/2-Turn um die linke Schulter	1x 3x	Armkreis rückwärts	1x 3x
	1-12	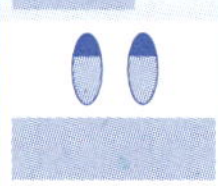	V-Step im Wechsel links und rechts (links beginnend)	3x	Rowing Arms	3x
	13-16	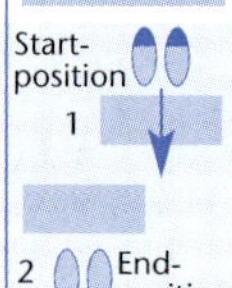	Flying Step mit 1/2-Turn um die linke Schulter	1x	Armkreis rückwärts	1x

Element C	1-12		Basic Step	3x	Shoulder Pulls	6x
	13-16		Jumping Jack	2x	Deltoid Arms	2x
	1-12		Basic Step	3x	Shoulder Pulls	6x
	13-16		Jumping Jack	2x	Deltoid Arms	2x
Element D	1-12		Basic Step	3x	Shoulder Pulls	6x
	13-16		Jumping Jack	2x	Deltoid Arms	2x
	1-12		Basic Step	3x	Shoulder Pulls	6x
	13-16		Jumping Jack (beim 2. Jack 1/4 turn nach re)	2x	Deltoid Arms	2x
Element E	1-12		Up & Over	3x	Circle Arms	3x
	13-16		Jumping Jack (mit zwei 1/4 turns während der Jacks um die linke Schulter)	2x	Lateral Raises	2x
	1-12		Up & Over	3x	Circle Arms	3x
	13-16		Jumping Jack (mit zwei 1/4-Turns während der Jacks um die linke Schulter)	2x	Lateral Raises	2x
Element F	1-8		Repeater in der Diagonale re mit Knee-lift (2), Sidelift (4), Hamstring Curl (6) (Down, Down mit 1/4-Turn nach li)	1x	**kombinierter** Chest Press (2), Triceps Kick Side (4), Kick Back (6) und Overhead Press auf ZZ 7, 8	1x

	1-8	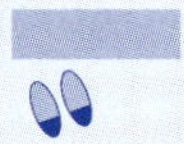	Repeater in der Diagonale li mit Kneelift (2), Sidelift (4), Hamstring Curl (6) (Down, Down mit 1/4-Turn nach re)	1x	**kombinierter** Chest Press (2), Triceps Kick Side (4), Kick Back (6) und Overhead Press auf ZZ 7, 8	1x
	1-8	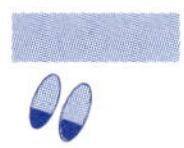	Repeater in der Diagonale re mit Kneelift (2), Sidelift (4), Hamstring Curl (6) (Down, Down mit 1/4-Turn nach li)	1x	**kombinierter** Chest Press (2), Triceps Kick Side (4), Kick Back (6) und Overhead Press auf ZZ 7, 8	1x
	1-8	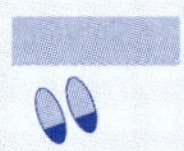	Repeater in der Diagonale li mit Kneelift (2), Sidelift (4), Hamstring Curl (6) (Down, Down mit 1/4-Turn nach re)	1x	**kombinierter** Chest Press (2), Triceps Kick Side (4), Kick Back (6) und Overhead Press auf ZZ 7, 8	1x

Choreografie 10

Zielgruppe: Könner

Akzent: tänzerisch-koordinativ Längsstep 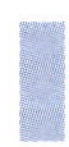

Elemente	ZZ	Positionen am Step	Beinbewegungen	Wdh.	Armbewegungen	Wdh.
Element A	1-2	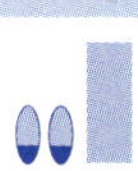	Up re, Knee-lift li (gesprungen)	1x	Lateral Pull	1x
	3-4	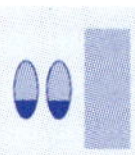	Touch li, Sidelift li (gesprungen und dabei etwas vorkommen mit dem re Fuß)	1x	Deltoid Arms	1x
	5-6	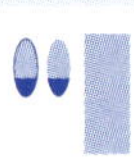	Touch li, Sidelift li (gesprungen und dabei etwas vorkommen mit dem re Fuß)	1x	Lateral Pull	1x
	7-8	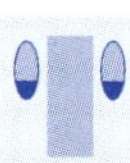	Straddle Down (li beginnt)	1x	Pumping Arms	2x
	1-2	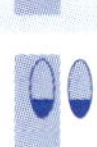	Up li, Knee-lift re (gesprugen)	1x	Lateral Pull	1x

	3-4	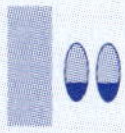	Touch re, Sidelift re (gesprungen und dabei etwas zurückgehen mit dem li Fuß)	1x	Deltoid Arms	1x
	5-6	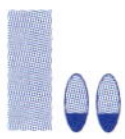	Touch re, Sidelift re (gesprungen und dabei etwas zurückgehen mit dem li Fuß)	1x	Lateral Pull	1x
	7-8	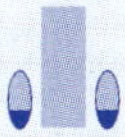	Straddle Down (re beginnt)	1x	Pumping Arms	2x
Element B	1-4	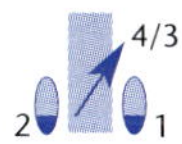	Corner to Corner (re Fuß beginnt/ re (1), li (2), re (3), li (4))	1x	Circle Arms	1x
	5-8	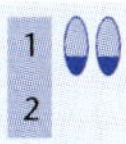	Touch li (1), Touch li (2), Pas de Bourée Step mit 1/2-Drehung um die li Schulter	1x	auf ZZ 1+2 Pushing Arms mit li, auf ZZ 3+4 Arme mitschwingen lassen	1x
	9-12	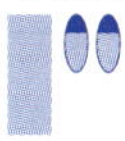	Reverse Turn Step (re beginnt)	1x	Butterfly Arms	1x
	13-16	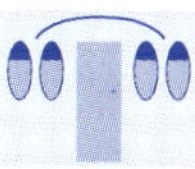	Up & Over	1x	Circle Arms	1x
	1-4	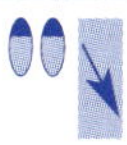	Corner to Corner	1x	Circle Arms	1x
	5-8	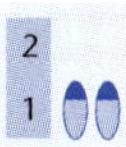	Touch re (1), Touch re (2), Pas de Bourée Step mit 1/2-Drehung um die re Schulter	1x	auf ZZ 1+2 Pushing Arms mit re, auf ZZ 3+4 Arme mitschwingen lassen	1x
	9-12	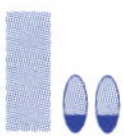	Reverse Turn Step (li beginnt)	1x	Butterfly Arms	1x
	13-16	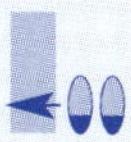	Up & Over	1x	Circle Arms	1x
Element C	1-4	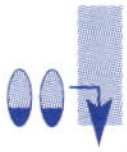	L-Pattern	1x	Pumping Arms	2x
	5-6	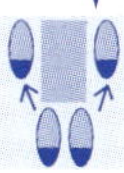	Straddle Down	1x	Walking Arms	2x
	7-8	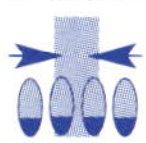	Jump on the Top and Bounce	1x	Pumping Arms	2x

	9-10		Squat nach re	1x	re Hand schlägt auf den re Oberschenkel	1x
	11-12	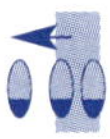	Squat nach li	1x	li Hand schlägt auf den li Oberschenkel	1x
	13-14	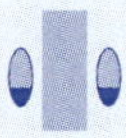	Beine bleiben im Plié am Ort		Shake your Body	
	15-16	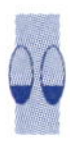	Jump on the Top and Bounce	1x	Pumping Arms	2x
	1-2	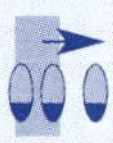	Squat nach re	1x	re Hand schlägt auf den re Oberschenkel	1x
	3-4	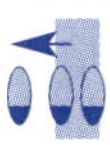	Squat nach li	1x	li Hand schlägt auf den li Oberschenkel	1x
	5-6	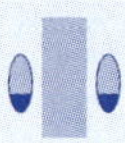	Beine bleiben im Plié am Ort		Shake your Body	
	7-8	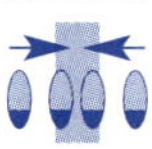	Jump on the Top and Bounce	1x	Pumping Arms	2x
	9-10	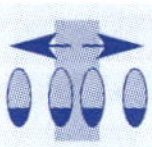	Straddle Down (re beginnt).	1x	Walking Arms	2x
	11-12	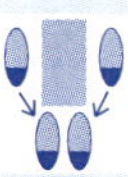	Step Back	2x	Walking Arms	2x
	13-14	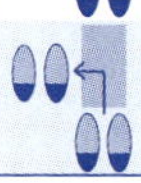	L-Pattern	1x	Pumping Arms	2x
Element D	1-8	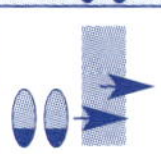	Top Lunge (nach re)	1x	auf ZZ 1+2 Pumping Arms, auf ZZ 3-6 Diagonal Punch, auf ZZ 7+8 Pumping Arms	2x 2x 2x
	1-8	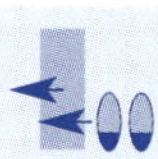	Top Lunge (nach li)	1x	auf ZZ 1+2 Pumping Arms, auf ZZ 3-6 Diagonal Punch, auf ZZ 7+8 Pumping Arms	2x 2x 2x

	1-8	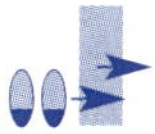	Top Lunge (nach re)	1x	auf ZZ 1+2 Pumping Arms, auf ZZ 3-6 Diagonal Punch, auf ZZ 7+8 Pumping Arms	2x 2x 2x
	1-8	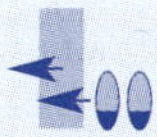	Top Lunge (nach li)	1x	auf ZZ 1+2 Pumping Arms, auf ZZ 3-6 Diagonal Punch, auf ZZ 7+8 Pumping Arms	2x 2x 2x

5.4 PHASE: Walk Down

Bsp.: Walk Down

ZZ	Beinbewegungen	Wdh.	Armbewegungen	Wdh.
1-14	Walk on the Top (re Fuß führt)	14x	Walking Arms	
15-16	Down Right, Tap Left		Walking Arms	
1-14	Walk on the Top (li Fuß führt)	14x	Walking Arms	
15-16	Down Left, Tap Right		Walking Arms	
1-6	Walk on the Top (re Fuß führt)	6x	Walking Arms	
7-8	Down Right, Tap Left		Walking Arms	
1-6	Walk on the Top (li Fuß führt)	6x	Walking Arms	
7-8	Down li, Tap re		Walking Arms	
1-16	Alternating Step mit Tap auf ZZ 4	4x	Walking Arms	
1-32	Alternating Step mit Tap auf ZZ 2	8x	Arme seitlich ausschütteln	
1-16	Tap Up re, Down li, Tap Up li, Down re	8x	Schnipsen	
1-16	Flex Up re, Down re, Flex Up li, Down li	8x	Armkreis über die Seite	2x
1-16	Kick nach re und li mit Wiederholung vor dem Step	8x	Arme vor dem Körper ausschütteln	
1-16	Kick nach re und li mit Wiederholung vor dem Step	8x	Arme ausschütteln gleichzeitig auf 4ZZ heben und 4 ZZ senken	2x
1-32	Step Touch	16x	Swinging Arms	

5.5 PHASE: Floorworkout

Nachfolgend werden zwei Beispiele für das Muskelkrafttraining gegeben. Dabei werden sowohl die Übungen, die Übungsabfolge sowie Belastungsumfang und Wiederholungszahl vorgegeben. Die Vorgaben beziehen sich zum einen auf ein Krafttrainingsprogramm für Einsteiger, zum anderen auf ein Krafttrainingsprogramm für Fortgeschrittene. Die vorgegebenen Belastungsangaben sind Orientierungswerte.

Muskelzittern und unkorrekte Übungsausführung sind deutliche Anzeichen dafür, vorzeitig zu pausieren. Grundsätzlich gilt auch hier, dass die Belastungssteuerung über das subjektive Anstrengungsempfinden reguliert werden sollte.

Bsp.: Einsteiger

Muskelgruppe	Übung	Wdh.	Satzzahl
Gesäß	Bankstellung vor der Längsseite des Steps, dabei die Unterarme auf dem Step abstützen, linkes Bein im Knie- und Fußgelenk 90° beugen. Das abgewinkelte Bein in kleinen Bewegungsamplituden heben und senken.	im Wechsel jedes Bein 16x	2-3x
Rücken	Bankstellung vor der Längsseite des Steps, dabei die Unterarme auf dem Step abstützen. Den rechten Arm und das linke Bein strecken und unter dem Körper zusammenführen, im Wechsel rechts und links.	16x	2-3x
Rücken	Bauchlage auf dem LängsStep, die Unterschenkel liegen auf dem Boden, die Stirn liegt auf der Stepplattform, die Arme sind in Hochhalte gestreckt. Die Arme über die Seite nach hinten führen und wieder zurück zur Ausgangsposition.	16x	2-3x
Abduktoren rechts	Seitenrumpflage an der Querseite des Stepgeräts, oberes Bein liegt gebeugt auf dem Step. Oberes Bein von der Plattform lösen und in kleinen Bewegungsamplituden heben und senken. Bäuchlings über die Stepplattform zur anderen Querseite rollen.	16x Abfolge 2-3 x wiederholen	1x
Abduktoren links	Wie oben.		
Gerade Bauchmuskulatur	Rückenlage auf dem LängsStep. Beide Füße mit den Fersen fest in die Plattform drücken, beide Hände an den Schläfen. Den Oberkörper aufrollen und absenken.	16x	2-3x
Schräge Bauchmuskulatur	Rückenlage auf dem LängsStep. Beide Füße mit den Fersen fest in die Plattform drücken, die re Hand hinter den Kopf legen, den li Arm diagonal zum re Knie führen. Den Oberkörper in die Diagonale aufrollen und absenken.	16x	2x

Bsp.: Fortgeschrittene und Könner

Muskelgruppe	Übung	Wdh.	Satzzahl
Rücken	In Bauchlage auf dem LängsStep liegend, werden der Kopf und die Brust von der Plattform gelöst und die seitlich neben dem Rumpf gehaltenen Arme ausgedreht. Anschließend wird der Oberkörper gesenkt und die Arme eingedreht.	16-24x	3-4x
Gesäß	Aus der Bankstellung wird das rechte/linke Bein im Knie- und Fußgelenk um 90° gebeugt. Das Bein wird in geringem Bewegungsausmaß gehoben und gesenkt.	16-24x	3-4x
Oberschenkelrückseite	Aus der Bankstellung wird das rechte/linke Bein gestreckt. Die Ferse wird Richtung Gesäß gezogen und zurückgeführt.	16-24x	3-4x
Brust	In Rückenlage bei angewinkelten Beinen auf dem LängsStep liegend, werden die Arme aus der Seithalte in die Vorhalte geführt. Zur Intensitätssteigerung werden Heavy Hands oder Therabänder benutzt.	16-24x	3-4x
Bauch	In Rückenlage auf dem LängsStep liegend, werden die Arme in Hochhalte geführt, ein Arm wird im Ellbogengelenk gebeugt. Der Oberkörper wird aufgerollt und abgesenkt. Die Position wird beibehalten, der Oberkörper wird im Wechsel in die linke/rechte Diagonale aufgerollt und abgesenkt.	16-24x	3-4x

5.6 PHASE: Cool down

Bsp.: Cool down

ZZ	Beinbewegungen	Wdh.	Armbewegungen	Wdh.
1-32	Walking am Platz	32x	Arme ausschütteln in alle Richtungen	32x
1-32	Step Touch	16x	Arme über die Seithalte in die Hochhalte kreisen, dabei tief ein- und ausatmen	4x
1-16	Step Kick	8x	mit den Fingern schnipsen	8x
1-16	Step Touch	8x	Clap Hands	8x
1-32	Double Side Step	8x	kombiniertes Schnipsen und Clap Hands	8x
1-32	Grapevine Step	8x	Circle Arms (locker geschwungen)	8x
1-16	Turn Step um 360° (nach re und li im Wechsel)	4x 8x	Arme seitlich neben dem Körper locker mitschwingen lassen	4x
1-16	Step Touch	8x		
1-16	Side to Side	8x	ohne Arme	–
1-16	Side to Side	8x	Swinging Arms	8x
1-16	Step Touch		Arme locker von vorn unten nach oben und wieder herunter ausschütteln,	2x (1 Bew. = 8 ZZ)
1-16	Bounce	16x	Swinging Arms	8x

In der Entspannungsphase haben neben dem klassischen Cool down auch Dehnübungen und Entspannungshaltungen ihren Platz.

Stufenlagerung

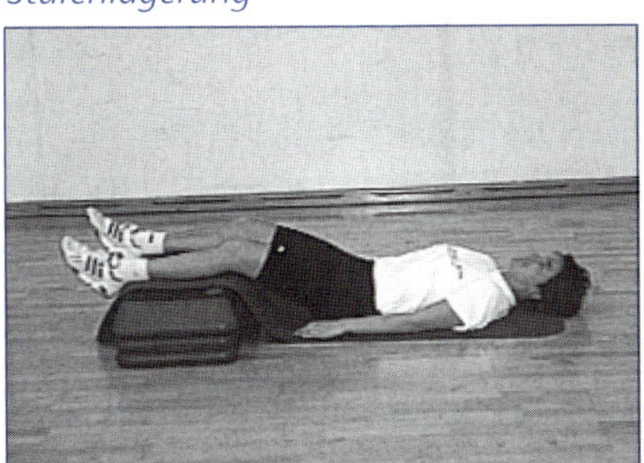

Droschkenkutscherhaltung

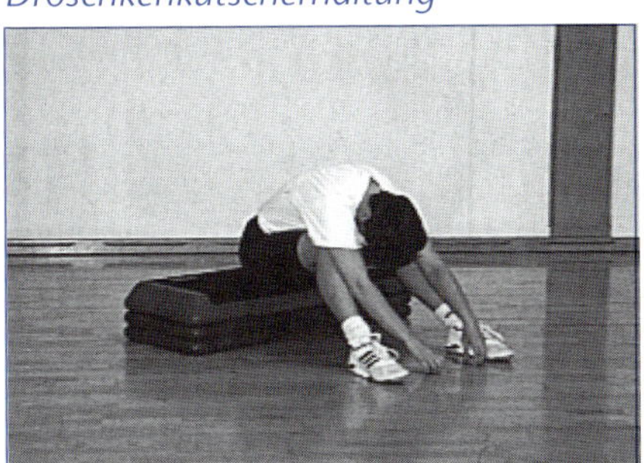

6 Ideen für die Schule

Wir werden in diesem Kapitel die Ausarbeitung zweier Stundenbilder für den Unterricht mit älteren Schülern vorstellen. Exemplarisch sind zwei 90-minütige Einheiten erarbeitet worden, die einerseits ihren Schwerpunkt auf das Training der allgemeinen dynamischen Ausdauer, zum anderen auf das Training der Kraft legen. Die Vorschläge verstehen sich als mögliche Alternativangebote zum herkömmlichen schulsportlichen Fitnesstraining.

Das Fehlen standardisierter Stepgeräte sollte Lehrerinnen und Lehrer nicht davon abhalten, ein Steptraining durchzuführen. Es bietet sich eine ganze Reihe von traditionellen Turngeräten an, die zu einer Treppenplattform umfunktioniert werden können. Besonders gut eignen sich hierfür übereinander gestapelte Turnmatten, ineinander geschobene Sprungbretter und die Oberteile der großen Turnkästen (vgl. Kapitel 1).

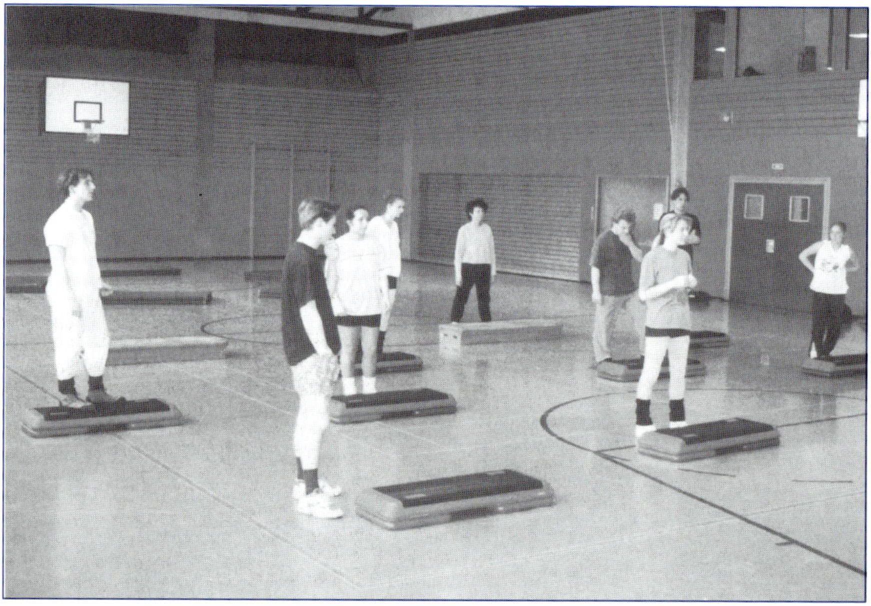

Aktion mit Schülern

Stundenbild 1: Schwerpunkt Training der allgemeinen aeroben Ausdauer

Wir gehen nachfolgend von einer 90-minütigen Unterrichtseinheit aus. Inhaltlich wird im ersten Teil der Stunde ein „klassisches" Step-Aerobic-Training durchgeführt. Dieses Training strukturiert sich in Anlehnung an den Aufbau von Trainingseinheiten in Fitnessstudios. Den Phasen Warm-up und Stretching folgt das Stepspezifische Warm-up und die eigentliche Ausdauerphase, die Choreografie. Dieses individuelle Training wird dann im zweiten Stundenteil zugunsten von Variationen mit Partner und einer Gruppengestaltung aufgelöst. Bevor mit und an Stepgeräten trainiert wird, sollte den Schülern in einer kurzen theoretischen Einführung mitgeteilt werden, was hinsichtlich Körperhaltung bei der Step-Aerobic und Sicherheit am Step zu beachten ist:

- Ausgangsposition ca. 20 cm vor dem Step einnehmen.
- Den Fuß immer mit der ganzen Sohle in der Mitte der Plattform aufsetzen.
- Knie und Fuß sollen sich stets in einer Linie befinden.
- Die Rumpfmuskulatur soll fest angespannt sein, der gesamte Körper wird von der Fußsohle aus nach vorn gegen den Step gelehnt.
- Drehungen dürfen nur auf dem unbelasteten Bein ausgeführt werden.

Stundenteil 1: Individuelles Training

Gerät: Stepgerät, Turnkastenoberteil oder Turnmatten.

Ausgangsposition: Je ein Schüler an einem Stepgerät, alle Schüler zur Front ausgerichtet.

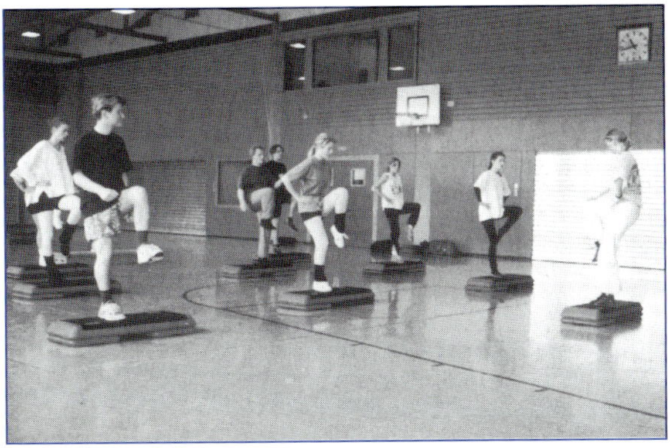

Phase: Warm-up

ZZ	Beinbewegungen	Wdh.	Armbewegungen	Wdh.
1-8	Walk am Platz	1x		
1-8	Walk am Platz	3x	Armkreis über SH in HH, einatmen Armkreis über HH in SH, ausatmen	3x 3x
1-8	Walk am Platz	3x	Hände im Wechsel spreizen, fausten; Arme über die Seite hoch/tief kreisen	3x 3x
1-8	Walk am Platz	1x	Arme ausschütteln	
1-8	Step re, li, re, li, Tap Step li, re, li, re, Tap (Alternating Step)	2x		
1-8	-"-	2x	klatschen auf Tap (Clap Hands)	2x
1-8	Step re vor, li seit, re mitte rück, re Tap Step li vor, re seit, li mitte rück, re Tap (2 V-Steps)	2x		
1-8	2 V-Steps	2x	klatschen auf Tap	2x
1-8	Step re, li, re, li, Tap, Step li, re, li, re, Tap (Alternating Step)	2x	schnipsen auf Tap	
1-8	Schritt re vor, li seit, re rück bei 1/4-Drehung re, li Tap Schritt li seit, re vor seit bei 1/4-Drehung li, li rück bei 1/4-Drehung li, li rück bei 1/4-Drehung li, re Tap (= 2 Turn Step)	2x		
1-8	2 Turn Step	2x	dabei beschreibt der re, dann der li Arm auf Brusthöhe einen Armkreis; auf Tap klatschen	
1-8	Walk am Platz (mit 1/4-Drehung re zur Front)	1x	Walking Arms	8x
1-8	4 Schritte vor, 4 Schritte rück	2x	Armkreis vorwärts beim Rückgehen, Armkreis rückwärts beim Vorgehen	2x
1-8	8 Schritte am Platz	1x	Walking Arms	8x
	Seitschritt re, li Tap und Seitschritt li, re Tap (Step Touch)	4x		
1-8	Double Side Step	2x		
1-8	Schritt re seit, li kreuz rück, re seit, li Tap; Schritt li seit, re kreuz rück, li seit, re Tap (Grapevine)	2x		
1-8	Grapevine	2x	Arme in SH heben und senken	8x

1-8	Walk am Platz (Walk In)	1x		
1-8	Walk am Platz mit gespreizten Beinen (Walk Out)	1x		
1-8	Walk In	1x		
1-8	Walk Out	1x		
1-8	in Walk Out-Position kleine Kniebeugen (Plié)	2x		
1-8	in Walk Out-Position Plié-Bewegung	2x	Unterarme im Ellbogengelenk zum Körper (Biceps Curl)	

Phase: Stretching

Beanspruchte Muskulatur	Übungsbeschreibung
Hintere rechte Oberschenkelmuskulatur	Aus der Pliéposition das Gewicht auf das linke Bein verlagern; das rechte Bein bei gebeugtem Fußgelenk (Flex) vorstrecken und den Oberkörper mit geradem Rücken vorneigen.
Vordere rechte Oberschenkelmuskulatur	Den Oberkörper aufrollen, danach mit der rechten Hand die rechte Ferse zur rechten Gesäßhälfte heranziehen.
	Das linke Bein beugen und dabei das rechte Bein im Ausfallschritt zurücksetzen; die rechte Ferse in den Boden drücken.
Rechte Wadenmuskulatur	Oberkörper mit 1/4-Drehung nach rechts drehen, linkes Bein im Plié halten; den Rücken gerade vorbeugen und dabei das rechte gestreckte Bein bei geflextem Fuß zu Boden drücken.
Innere rechte Oberschenkelmuskulatur	1/4-Drehung des Oberkörpers nach links, den Oberkörper auf dem linken Oberschenkel auflegen; beide Hände stützen am Boden ab und das rechte Bein weit zurück aufstellen.
Rechter Hüftbeuger	Rechtes Bein an das linke Bein heranstellen und den Oberkörper langsam aufrollen
	Die Dehnübungen nun für die Muskulatur der linken Seite wiederholen.

Phase: Warm-up Stepspezifisch

ZZ	Beinbewegungen	Wdh.	Armbewegungen	Wdh.
1-8	Walks vor Step, auf ZZ 4 li Tap auf Step Walks vor Step, auf ZZ 4 re Tap auf Step	4x		
1-8	re Up, li Up, re Down, li Tap Down li Up, re Up, li Down, re Tap Down (Alternating)	4x		
1-8	8 Schritte auf dem Step mit rechts beginnen	1x		
1-8	8 Schritte vor dem Step	1x		

1-8	4 Schritte auf dem Step, 4 Schritte vor dem Step	2x		
1-8	im Wechsel: 2 Schritte auf dem Step, 2 Schritte vor dem Step	4x		
1-8	8 Schritte auf dem Step mit links beginnen	1x		
1-8	8 Schritte vor dem Step	1x		
1-8	4 Schritte auf dem Step, 4 Schritte vor dem Step	2x		
1-8	im Wechsel: 2 Schritte auf dem Step, 2 Schritte vor dem Step	4x		
1-8	re Up, li Tap, li Down, re Down li Up, re Tap, re Down, li Down	4x		
1-8	re Up, li Knee-lift, li Down, re Down, li Up, re Knee-lift, re Down, li Down	4x		

Phase: Choreografie

ZZ	Beinbewegungen	Wdh.	Armbewegungen	Wdh.
1-8	2 V-Steps re und li	4x		
1-8	2 V-Steps re und li	4x	Chest Press	16x
1-8	Alternating Step re und li	4x		
1-8	re Up (re Stepende), li Up (li Stepende), re Down rück, li Tap li Up (li Stepende), re Up (re Stepende), li Down rück, re Tap	4x		
1-8	2 Turn Steps	4x		
1-8	2 Turn Steps	4x	Semi Circle Arms	8x
	Wir stehen nun rechtsschultrig zum Step			
1-8	Up re, li Tap, li Down, re Tap Up re, li Tap, li Down, re Tap	2x		
1-8	2 x Up & Over	2x		
1-8	2 x Up & Over	4x	Circle Arms	8x
1-8	Up re, li Tap, li Down, re Tap Up re, li Tap, li Down, re Tap	2x		
1-8	Up re, li Knee-lift, li Down, re Tap Up re, li Knee-lift, li Down, re Tap	2x		
1-8	Knee-lift in die Diagonale; Nach dem 4. Knee-lift, auf die Zählzeit 15/16 eine 1/2-Drehung nach rechts, sodass die Diagonale wechselt.	2x		
1-8	Up li, re Tap, re Down, li Tap Up li, re Tap, re Down, li Tap	2x		
1-8	Up li, re Knee-l., re Down, li Tap Up li, re Knee-l., re Down, li Tap	2x		

1-8	Knee-lift in die Diagonale	2x		
1-8	Knee-lift Steps i.W. die Diagonale re/li	4x		
1-8	Knee-lift Steps i.W. in die re/li Diagonale (während der 8 Wiederholungen wird verbal die Anweisung zum V-Step erteilt.)	4x	Overhead Press Arms	16x
1-8	2 V-Steps	2x		
	2 V-Steps	2x	Chest Press	8x
1-8	2 Turn Steps	2x		
1-8	2 Turn Steps	2x	Semi Circle Arms	4x
1-8	2 Up & Over re beginnend	2x		
1-8	2 Up & Over	2x		
1-8	2 Knee-lift Steps in Diagonale	2x	Circle Arms	4x
1-8	2 Knee-lift Steps in Diagonale	2x	Overhead Press Arms	8x
	Jedes Element wird nur auf 1x 8 Zählzeiten durchgeführt (Choreografie)			
1-8	2 V-Steps	1x	Chest Press	4x
1-8	2 Turn Steps	1x	Semi Circle Arms	2x
1-8	2 Up & Over	1x	Circle Arms	2x
1-8	Knee-lift in Diagonale	1x	Overhead Press	4x

Unter dem Gesichtspunkt des Trainings der allgemeinen Ausdauerleistungsfähigkeit können die Wiederholungszahlen im Folgenden beliebig variiert werden.

Stundenteil 2: Variationen mit Partner und Gruppe

1. Stepchoreografie mittels Partnerarbeit

Gerät: Je zwei übereinander gestapelte Turnmatten.

Ausgangsposition: Je zwei Schüler stehen sich an den Stirnseiten der Matten gegenüber.

Durchführung: Die Choreografie wird wie gehabt durchgeführt. Bei den Elementen V-Step mit Chest Press und Turn Step mit Semi Circle Arms ist Partnerkontakt über die Handflächen möglich.

2. Stepchoreografie als Gruppengestaltung

Gerät: Je zwei übereinander gestapelte Turnmatten, die kreisförmig angeordnet werden.

Ausgangsposition: Je zwei Schüler stehen sich an den Stirnseiten der Matten gegenüber.

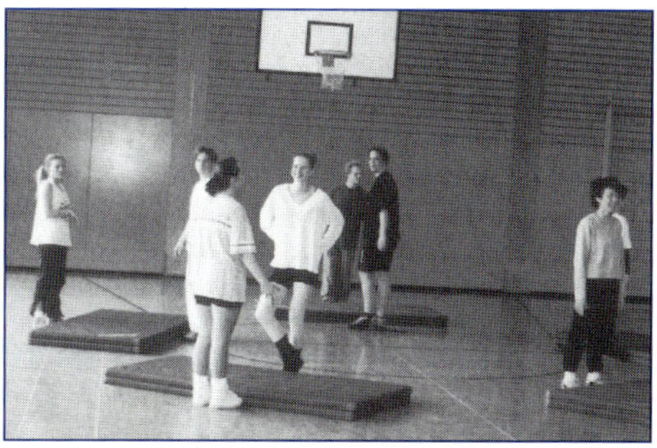

Mattenkreis

Durchführung: Die Choreografie wird einmal auf 64 Zählzeiten durchgeführt (d.h., jedes der vier Elemente wird je viermal ausgeführt). Das vierte Element der Choreografie wird allerdings nur zweimal wiederholt, denn mit den letzten acht Zählzeiten wechseln die Schüler mit acht Schritten nach links zur nächsten Matte. Hier wird die Choreografie mit einem neuen Partner wiederholt.

Stundenbild 2: Schwerpunkt Training der Kraftfähigkeit

Aufbau der Stunde

Der Aufbau der Stunde mit dem Schwerpunkt des Trainings der Kraftfähigkeit gliedert sich wie folgt: Im ersten Stundenteil wird das individuelle Training der vorausgegangenen Stunde wiederholt. Warm-up, Stretch, Stepspezifisches Warm-up und die Choreografie sind demnach identisch.

Es schließen sich in Folge funktionelle Übungen zur Kräftigung der Rückenmuskulatur, der Brustmuskulatur, der Armmuskulatur, der Beinmuskulatur und der Bauchmuskulatur an. Diese Floorworkphase wird mit einem Cool down beendet.

Die Kräftigungsübungen der Floorworkphase werden unter Einsatz des Stepgerätes oder alternativer Gerätearrangements durchgeführt. Die nachfolgenden Ausführungen beschreiben die einzelnen Übungen detailliert. Es schließt sich eine kurze Ausführung zur Methodik an.

Kraftübungen mit und auf dem Step

Übung 1

Muskulatur: Oberer Anteil der Rükkenmuskulatur.

Ausgangsposition: Bauchlage auf dem Längsstep, die Unterschenkel liegen auf dem Boden, die Stirn liegt auf der Stepplattform, die Arme sind seitlich angewinkelt.

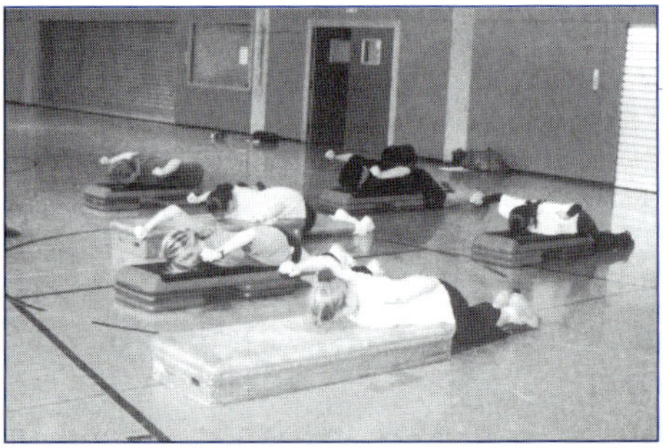

Übungsausführung: Beide Arme gleichzeitig auf Schulterhöhe anheben und senken.
Variation: Die auf Schulterhöhe angehobenen Arme vor- und rückführen.

Übung 2
Muskulatur: Rückenmuskulatur.
Ausgangsposition: Bankstellung vor der Querseite des Steps, dabei die Unterarme auf dem Step abstützen; den rechten Arm und das linke Bein strecken.
Übungsausführung: Gleichzeitiges Anziehen des rechten Ellbogens und des linken Knies unter den Körper mit anschließender Streckung.
Variation: Die gestreckten Extremitäten werden mit geringer Bewegungsamplitude auf- und abgeführt.

Übung 3
Muskulatur: Brustmuskulatur.
Ausgangsposition: Liegestütz vor der Querseite des Steps, dabei beide Hände auf den Step.
Übungsausführung: Arme gleichzeitig beugen und strecken (Liegestütz).

Übung 4
Muskulatur: Armmuskulatur
Ausgangsposition: Sitz auf der Stepläangsseite, Fußsohlen körperfern aufsetzen, Hände seitlich neben dem Körper aufstützen.
Übungsausführung: Gesäß vom Step lösen und durch Beugen und Strecken der Arme den Körperschwerpunkt tiefsenken und hochdrücken.

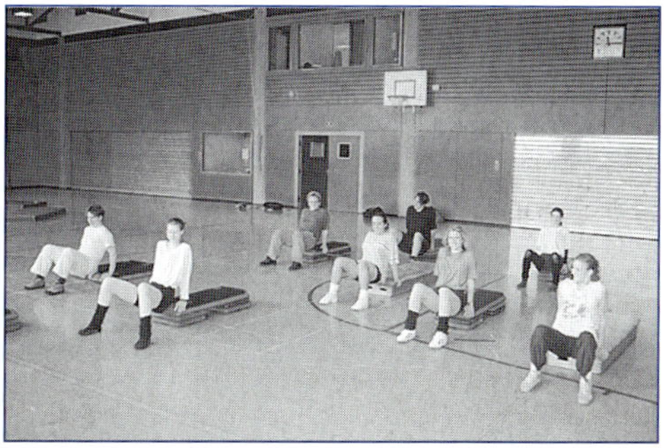

Übung 5
Muskulatur: Bauchmuskulatur.
Ausgangsposition: Rückenlage vor der Längsseite des Stepgeräts, beide Füße auf die Stepplattform legen, Arme vor der Brust kreuzen.
Übungsausführung: Oberkörper diagonal aufrollen und absenken (Curl).

Übung 6
Muskulatur: Beinmuskulatur.
Ausgangsposition: Seitenrumpflage an der Längsseite des Stepgeräts, oberes Bein liegt gebeugt auf dem Step.
Übungsausführung: Unteres Bein vom Boden heben und in kleinen Bewegungsamplituden heben und senken.

Methodisches Vorgehen

Grundsätzlich sollte im Hinblick auf die Reihenfolge der Übungen darauf geachtet werden, dass die Übungen fließend ineinander übergehen. Die methodischen Prinzipien der Ausdauerphase können auch auf die Bodenarbeit (Floorwork) übertragen werden. Exemplarisch soll dies für die Übung zur Kräftigung des oberen Rückens dargestellt werden. Als methodischer Weg wird auf den Aufbau „gekippte Pyramide" (binnenformal) zurückgegriffen.

ZZ	**Bewegung**	**Wdh.**
1-32	Beide Arme gleichzeitig senken und auf Schulterhöhe anheben (Bewegung A)	8x
1-32	Die auf Schulterhöhe angehobenen Arme vordrücken und zurückziehen (Bewegung B)	8x
1-16	Bewegung A	4x
1-16	Bewegung B	4x
1-8	Bewegung A	2x
1-8	Bewegung B	2x
1-8	Bewegung A	2x
1-8	Bewegung B	2x

Tab.7.: Methodische Abfolge zur Übung: Kräftigung oberer Rücken

7 Literatur

ABELE, A./BREHM, W.: Mood Effects of Exercise versus Sports Games: Findings and Implications for Well-being and Health. In: International Review of Health Psychology 2 (1993), 53-80.

BALZ, E./BRINKHOFF, K. P./ WEGNER, U.: Neue Sportarten in die Schule! In: Sportpädagogik 18 (1994), 2, 17-24.

BAUR, C.: Step-Aerobic. In: UHLIG, T. (Hrsg.): Gesundheitssport im Verein. Schorndorf 1995, 161-166.

BOECKH-BEHRENS, W.-U./BUSKIES, W.: Gesundheitsorientiertes Fitnesstraining. Bd. 1. Lüneburg 1995.

BORG, G.: An Introduction to Borg's RPE-scale. Ithaca 1985.

BREHM, W.: Fitneß – ein großer Renner ohne die Schule. Vortragsmanuskript zum 1. Kongress des Deutschen Sportlehrerverbandes in Leipzig. Universität Bayreuth 1995.

BREHM, W.: Im Augenblick aufgehen – Emotionales Erleben bei (Step-)Aerobic und anderen Fitneßaktivitäten. Vortragsmanuskript zur 9. Bodylife Fachtagung in Karlruhe. Universität Bayreuth 1995.

BREHM, W./PAHMEIER, I.: Gesundheitsförderung durch sportliche Aktivierung als gemeinsame Aufgabe von Ärzten, Krankenkassen und Sportvereinen. Bielefeld 1992.

BREHM, W./PAHMEIER, I./TIEMANN, M.: Gesundheitsförderung durch sportliche Aktivierung. Projektbericht Band 1. Universität Bayreuth 1994.

BRETTSCHNEIDER, W.D./BRÄUTIGAM, M.: Sport in der Alltagswelt von Jugendlichen. Forschungsbericht. Düsseldorf (Kultusministerium NRW) 1990.

BUSKIES, W./BENKER, A./BOECKH-BEHRENS, W.-U./ZIESCHANG, K.: Zur Problematik der metabolischen und kardialen Belastung bei zwei verschiedenen Krafttrainingsmethoden. In: LIESEN, H. M./WEISS, M./ BAUM (Hrsg.): Regulations- und Repairmechanismen. 33. Dt. Sportärztekongress. Köln 1994, 97-99.

BUSKIES, W./KLÄGER, G./RIEDEL, H.: Möglichkeiten zur Steuerung der Belastungsintensität für ein breitensportlich orientiertes Laufausdauertraining. In: Deutsche Zeitschrift für Sportmedizin 43 (1992), 248-260.

DE MAREES, H.: Sportphysiologie. Schriftenreihe von den Troponwerken. Köln/Mühlheim 1987.

Dt. Aerobic Verband e.V. (Hrsg.): Aerobic. Bonn 1993.

DTB (Hrsg.): Aerobic als Gesundheitssport. Frankfurt/Main 1993.

DTB (Hrsg.): Broschüre Allgemeines Turnen 1996. Frankfurt/Main 1995.
DTB (Hrsg.): Step-Aerobic. Frankfurt/Main 1994.
FONDA, J.: Jane-Fondas Fitneß-Buch. „Ich fühle mich gut!". Frankfurt/Main 1983.
FOX, M.: Step on It. New York 1991.
FREIWALD, J.: Fitneß für Männer. Reinbek 1991.
FREYTAG-BAUMGARTNER, M.: Aerobics. Niedernhausen 1994.
FRIEDRICH, M.: Attraktion der Step-Aerobic! Diplomarbeit. Universität Bayreuth 1995.
GROOS, E./ROTHMAIER, D.: Ausdauergymnastik. Neue Aerobics von 20 bis 70. Reinbek bei Hamburg 1991.
HEINEMANN, K./SCHUBERT, M.: Der Sportverein. Ergebnisse einer repräsentativen Untersuchung. Schorndorf 1994.
HOLLMANN, W./HETTINGER, T.: Sportmedizin. 3., durchges. Auflage Stuttgart, New York 1990.
INSTITUT FÜR FREIZEITWIRTSCHAFT: Wachstumsfelder im Freizeit und Tourismusbereich, Teil 9: Sport. München 1993.
JOHNSON, V.: Victoria Johnson's Attitude. Hamondsworth, England 1993.
KAMBEROVIC, R./HASE, T.: Fitneß & Profit. Wedel 1994.
KNEBEL, K.-P.: Funktionsgymnastik. Reinbek b. Hamburg 1994.
KOBUSCH-NIEDERBÄUMER, C.: Step-Aerobic – Eine empirische Beanspruchungsanalyse. Diplomarbeit, Universität Bielefeld 1994.
KREMPEL, O.: Anti Cellulite Training. Reinbek bei Hamburg 1994.
LAGERSTROEM, D.: Fitneßtraining. In: LAGERSTROEM, D./VÖLKER, K. (Hrsg.): Freizeitsport. Erlangen 1983, 29-44.
NIEDERBÄUMER, C./PAHMEIER, I.: Step-Aerobic – Fitneßtraining in der Schule!? In: Sportunterricht (1996) i.Dr.
RIEDER, H./LEHNERTZ, K.: Bewegungslernen und Techniktraining. Schorndorf 1991.
RIPPE, J.: Mit dem Steptraining in eine neue Ära! In: Bodylife (1994), 94-99.
ROME, S.: Aerobic: Bewegungstraining, das Spaß macht. 1983.
SCHULZ, N.: Mit der Zeit gehen – zur Aktualisierung von Schulsportinhalten. In: Sportunterricht 43 (1994), 12, 492-503.
SHEPPARD-MISSED, J.: Jazzexercise. California 1986.
SOERENSEN, J.: Aerobic-Dancing: Schön, schlank und fit im Rhythmus unserer Zeit. 1983.
WEINECK, J.: Optimales Training. Erlangen 1990.
WOPP, C.: Entwicklungen und Perspektiven des Freizeitsports. Aachen 1995.

Zeitschriften des DTB

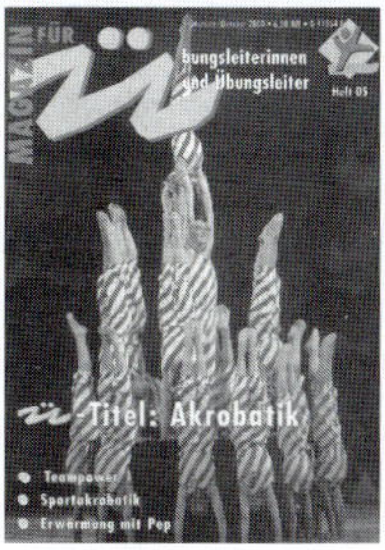

üü ist die anspruchsvolle, attraktive Fachzeitschrift des Deutschen Turner-Bundes für engagierte Übungsleiterinnen, Turnerinnen, Freizeit- und Breitensportlerinnen.

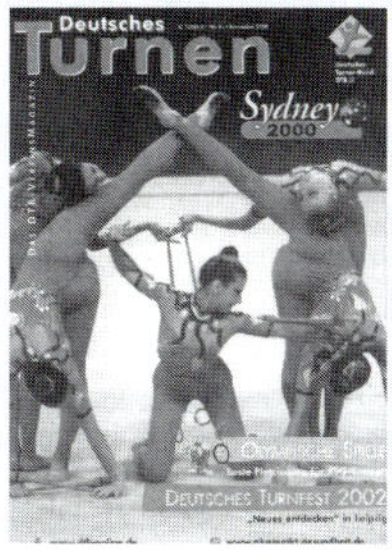

Deutsches Turnen ist die Verbandszeitschrift des Deutschen Turner-Bundes (DTB). Sie befasst sich mit den Inhalten der Verbandsarbeit des Deutschen Turner-Bundes und seiner Mitglieder und ist das „amtliche Organ" des DTB.

Was bietet üü ?

- Praxisorientierte Beiträge zum Freizeit- und Gesundheitssport
- Anregungen für die Übungsstunden mit Kindern, Älteren usw.
- Neuigkeiten über die fachliche Arbeit des Deutschen Turner-Bundes
- Berichte über Aktivitäten im Verein
- Preiswerte Fortbildungsmöglichkeiten für alle Übungsleiterinnen

Im Jahresabonnement beziehen Sie sechs Ausgaben zum Preis von DM 34,- inkl. Porto, Einzelhefte kosten DM 6,50.

Was bietet **Deutsches Turnen**?

- Darstellung der Verbandsaktivitäten aus den Bereichen Verbandsführung, Sport, Allgemeines Turnen, Jugend
- Programmatische Themen zur Verbandspolitik des DTB und der DTJ
- Forum für sport- und gesellschaftspolitische Themen
- Forum für Aktivitäten aus den Landesturnverbänden und Turnkreisen
- Präsentation von Projekten mit Partnern des DTB
- Vereinsservice

Im Jahresabonnement beziehen Sie zwölf Ausgaben zum Preis von DM 58,80 inkl. Porto, Einzelhefte kosten DM 5,50.

Wo Sport Spaß macht

Wo Sport Spaß macht DTB

Zur DTB-Schriftenreihe **„Wo Sport Spaß macht"**

Seit Anfang 1996 gibt der Deutsche Turner-Bund im **Meyer & Meyer Verlag** die Schriftenreihe **„Wo Sport Spaß macht"** heraus. Das Motto ist gleichzeitig Programm, denn allen Büchern dieser Reihe ist gemeinsam, dass sie aktuelle Trends und bewährte Angebote unter neuesten wissenschaftlichen Erkenntnissen „rüberbringen" sollen.

Etwa sechs neue Titel erscheinen jährlich in der Schriftenreihe. Kompetent und praxisnah werden die aktuellen Trends und Entwicklungen im Sport für die Vereinspraxis aufbereitet. Die Themenpalette reicht dabei vom Kinderturnen und Gerätturnen über alle Formen von Gymnastik und Aerobic sowie Fitness- und Gesundheitssport für jede Altersstufe bis hin zum Sport mit Älteren „50 plus".

Mit der Schriftenreihe **„Wo Sport Spaß macht"** bietet der DTB als Verband für Turnen und Gymnastik einen weiteren Baustein seiner Dienstleistung für Übungsleiterinnen und Übungsleiter in Vereinen. Die Schriftenreihe stellt eine sinnvolle Ergänzung des bundesweit flächendeckenden Aus- und Fortbildungssystems im DTB und seinen Landesturnverbänden dar.

Weitere Informationen zum aktuellen Programm der Aus- und Fortbildung sind zu erfragen beim zuständigen Landesturnverband sowie zentral in der DTB-Geschäftsstelle, Otto-Fleck-Schneise 8 in 60528 Frankfurt/Main (Tel. 0 69 - 6 78 01 - 0, Fax 0 69 - 6 78 01 - 179)

Der DTB bietet darüber hinaus weitere Materialien zum Turnen, zur Gymnastik und Aerobic an: Musikkassetten und -CDs, Handbücher, Kleingeräte, Sportbekleidung u.v.m.

Fordern Sie unverbindlich den aktuellen Katalog an bei:

DTB Shop
Otto-Fleck-Schneise 10a
60528 Frankfurt/Main
Tel. 0 69 - 67 80 11 38, Fax 0 69 - 67 2812

MEYER & MEYER VERLAG

Wo Sport Spaß macht

Wo Sport
Spaß macht
DTB

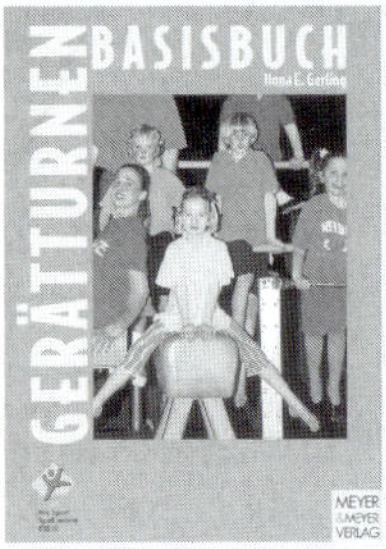

Ilona E. Gerling
Basisbuch Gerätturnen

2. Auflage
ISBN 3-89124-537-8
DM 29,80/SFr 27,40/ÖS 218,-*

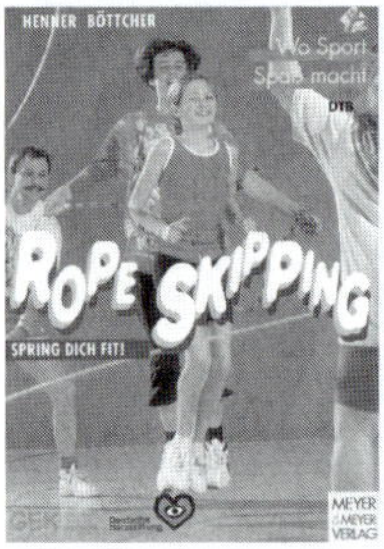

Henner Böttcher
Rope Skipping

2. Auflage
ISBN 3-89124-382-0
DM 24,80/SFr 22,90/ÖS 181,-*

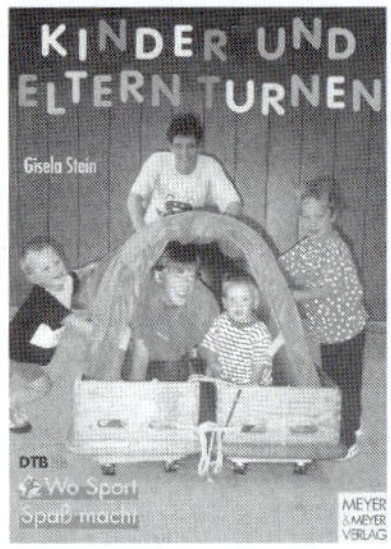

Gisela Stein
Kinder und Eltern turnen

3. Auflage
ISBN 3-89124-414-2
DM 29,80/SFr 27,40/ÖS 218,-*

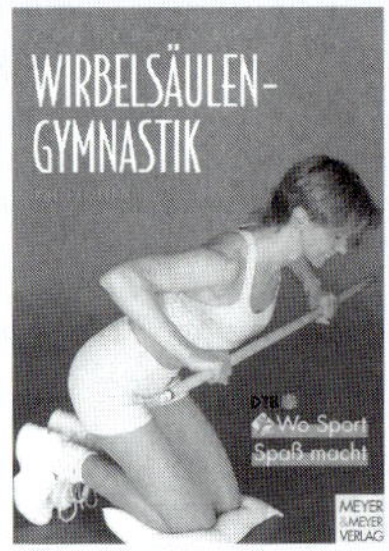

Dieter Koschel/Corinne Ferié
Vorbeugende Wirbelsäulengymnastik

2. Auflage
ISBN 3-89124-418-5
DM 24,80/SFr 22,90/ÖS 181,-*

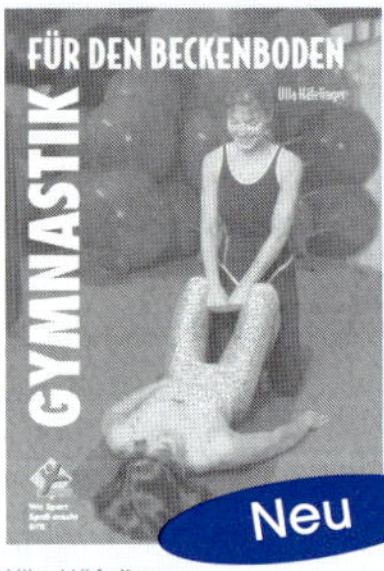

Neu

Ulla Häfelinger
Gymnastik für den Beckenboden

2. überarb. Auflage 2001
ISBN 3-89124-810-5
DM 29,80/SFr 27,40/ÖS 218,-*

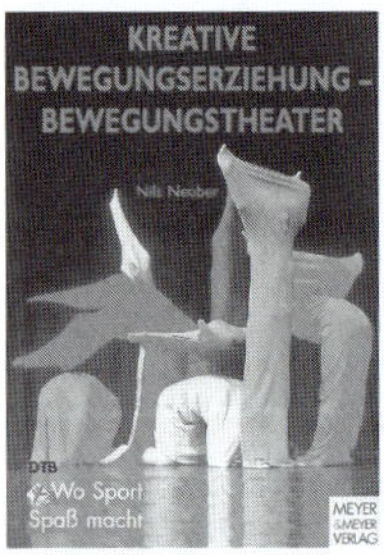

Nils Neuber
Kreative Bewegungserziehung – Bewegungstheater

ISBN 3-89124-595-5
DM 29,80/SFr 27,40/ÖS 218,-*

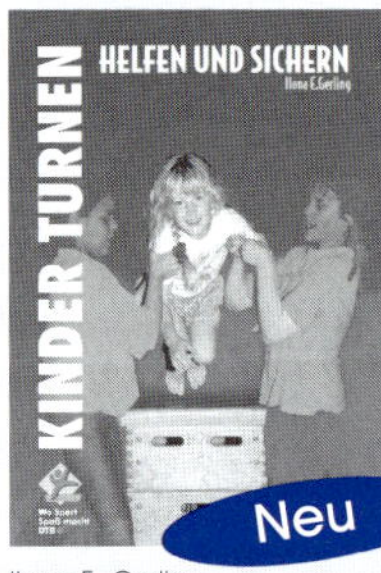

Neu

Ilona E. Gerling
Kinder turnen
Helfen und Sichern

Auch in engl. Sprache

2. überarb. Auflage 2001
ISBN 3-89124-808-3
DM 29,80/SFr 27,40/ÖS 218,-*

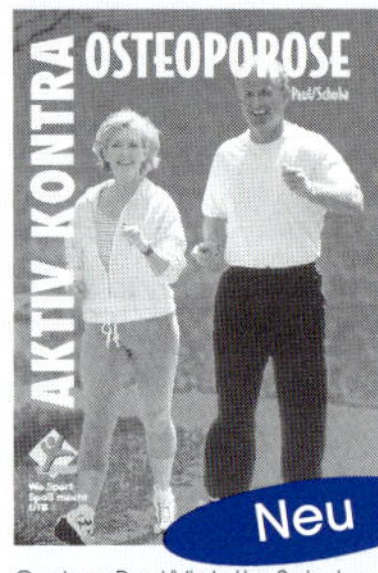

Neu

Gudrun Paul/Violetta Schuba
Aktiv kontra Osteoporose

2. überarb. Auflage 2001
ISBN 3-89124-816-4
DM 24,80/SFr 22,90/ÖS 181,-*

*Unverbindliche Preisempfehlung

Möchten Sie noch mehr Informationen über unseren Verlag oder zu weiteren Büchern?

▶ Besuchen Sie uns online:
www.meyer-meyer-sports.com

Gerne senden wir Ihnen auch unsere Kataloge zu.

Für Fragen und Bestellungen steht Ihnen unsere **Hotline** zur Verfügung.

▶ Wählen Sie einfach: **01 80 - 5 10 11 15**
(0,24 DM pro Minute)

Wir freuen uns auf Ihren Anruf!

MEYER
& MEYER
VERLAG

MEYER & MEYER Verlag | Von-Coels-Straße 390 | D-52080 Aachen | Fax ++49 (0)2 41-9 58 10-10